《精神卫生科普》丛书

失眠的苦恼

解读睡眠障碍

主审 于欣

主编 师建国

本册主编 唐全胜

陕西出版集团

陕西科学技术出版社

图书在版编目（CIP）数据

失眠的苦恼：解读睡眠障碍 / 唐全胜主编—西安：陕西科学技术出版社，2012.1
（精神卫生科普丛书 / 师建国主编）
ISBN 978-7-5369-5118-1

Ⅰ.①失… Ⅱ.①唐… Ⅲ.①精神障碍—防治—普及读物 Ⅳ.①R749.7-49

中国版本图书馆CIP数据核字（2011）第128031号

出版者 陕西出版集团 陕西科学技术出版社
西安北大街131号 邮编 710003
电话(029)87211894 传真(029)87218236
http://www.snstp.com
发行者 陕西出版集团 陕西科学技术出版社
电话(029)87212206 87260001
印 刷 西安天成印务有限公司
规 格 880mm×1230mm 32开本
印 张 6
字 数 144千字
版 次 2012年1月第1版
2012年1月第1次印刷
定 价 23.00元

内容提要

本书是由在精神、心理临床一线工作多年的高级职称的医务工作者总结自己长期的临床实践经验撰写而成，借用生动有趣的典型案例，分析其各种表现，链接公众关注的常见的失眠问题，理论联系实际，给出了解决问题的答案。着重在实用性、可操作性等方面展开对睡眠障碍的解读，书中图文并茂，语言通俗易懂，言简意赅，阅读本书后可以帮助读者消除一些误区，并获得一些切实可行的改善睡眠的知识。本书读者无需具备医学和心理学背景知识，适合各个阶层的普通群众阅读。

序言

我非常高兴地为《精神卫生科普》丛书作序。因为，我国公众的精神卫生知识相当缺乏，存在的认识误区较多，即便是常见精神障碍和常见精神卫生问题方面的知识，知晓率也偏低，尤其是在农村和教育程度低的人群中情况更为突出，以致患者贻误治疗，甚至造成精神残疾，同时也累及家庭和社会。摆脱精神疾病阴影，普及精神卫生知识刻不容缓！

精神卫生知识是指帮助人们识别、管理或预防精神障碍的知识和信念，具体包括识别障碍和获得精神卫生信息的能力，对精神障碍的危险因素、病因、自我治疗方法及如何获得专业帮助的了解，以及提高认识水平和增加求医行为的态度。精神卫生知识的知晓和普及具有非常重要的公共卫生意义，在相当长一段时间里，国内精神卫生领域有大量的普及工作要做。

《精神卫生科普》丛书通过解读《愁煞父母的孩子》《失眠的苦恼》《愁断肝肠》《惶惶不可终日》《欣喜若狂》《自戴的枷锁》《偏离常轨的行为》《奇怪的思维》《灾难带来的痛苦》《问世界性为何物》《糊涂的老人》11个分册介绍了身边的精神卫生知识，这是促进心灵健康的一个极好的切入方式，该书通过案例介绍以及案例分析和精神卫生知识链接的形式，将精神卫生知识以文学艺术的形式呈现在读者面前，通俗易懂，清丽、流畅的文笔将复杂的精神卫生知识带入生活，更是深入人心。相信这本书会使读者受益多多。

本套丛书的作者都经过多年精神科行医感悟，从病人和医生的两个角度，把人们认识精神障碍过程中的一些误区、一些内情、一些窍门、一些体会、一些知识等等，一一作了分析和总结，把一些经验提出来，让大家了解精神障碍的内情，回避其中陷阱，针对看精神障碍过程中的各个环节，把握其中关键，做到看病时心中有数，使读者不断提高精神卫生知识的知晓率，从而不断提高精神健康的水平。

我推荐《精神卫生科普》丛书，期望此书为构建和谐社会能够添一块砖、加一片瓦，使我国的民众从中受益、健康快乐。希望每一位阅读《精神卫生科普》丛书的读者都能够在这套丛书里学到精神卫生知识，让心情放松下来，有恍然大悟的感觉，让世界更加和谐、更加美满，这就达到了作者的目的。

为了普及精神疾病的知识，加深人们对精神障碍防治的认识,提高全社会对精神卫生工作的关注，消除偏见与歧视，同时引导公民正确认识和处理精神障碍和心理卫生问题，有效地进行干预，请读《精神卫生科普》丛书。

何鼎雄

2011年6月12日

前言

中国精神障碍成人的月患病率平均为17.5%，推算全国有1.73亿成人患病。我国重性精神病患者人数已超过1600万。根据世界卫生组织的研究，精神疾病发病率已占我国所有疾病发病率总数的20%，而全世界的平均水平为10%。此外，世界卫生组织还预测未来20年中国的这一比例将增长至25%。但公众对精神障碍的知晓率不足50%，精神障碍的治疗率不足10%，伴中重度失能的治疗率，也不足25%，合适治疗率更低，提高治疗率的当务之急是提高精神卫生知识的知晓率。正是为了回应这一社会需求，才有了组织编写一套《精神卫生科普》丛书的想法和实践。

我们选择了临床经验丰富具有高级职称的精神科医师担任主编，编著了《精神卫生科普》丛书。作者们结合自己的临床经验，图文并茂地为你详尽解答精神障碍治疗和康复过程中的种种问题，并教你应对策略。本书的特点是借用生动有趣的典型案例，链接公众关注的常见的心理问题，形象地分析其各种表现，将许多精神障碍相关知识通过大众化的语言和生动、直观的图表形式表现出来，回答了人们日常生活中遇到的“为什么烦恼，忧心忡忡？为什么坐立不安？为什么莫名其妙地恐惧？为什么翻来覆去睡不着？为什么脑子里总出现奇怪的想法？为什么有用不完的劲？为什么不会与人打交道？为什么赌博成瘾不能自拔？为什么老人不知道回家的路？为什么孩子不听话？”等一系列常见的精神和心理问题。

使用本套丛书你可以通篇浏览，也可以先选择你感兴趣的分册或内容进行阅读，然后再根据相关的内容去扩展知识。阅读本书，可使你在欣赏一幅幅简洁风趣的图表的同时，获得一定的精神障碍治疗和康复的知识，并使你渐渐地学会在这些知识中有所领悟，帮助你摆脱忧愁，倍感轻松，提高生活质量。

著名精神医学家何鼎雄主任医师为本套丛书写序，著名的精神医学家于欣教授担任主审，这是对我们最大的鞭策和鼓舞。陕西出版集团、陕西科学技术出版社的宋宇虎责任编辑，一字一句地审校，其治学态度之严谨，让我感动之至，在此表示衷心的感谢！

《精神卫生科普》丛书要求阐述具有趣味性、可操作性、实用性，内容科学新颖、通俗易懂、幽默风趣，读者无需具备医学和心理学背景知识，案例引出、故事讲述，重点关注读者会碰到什么问题、遇到这些问题后怎么办，适合普通群众阅读。

师建国

2011年5月8日

本册前言

这是一本介绍有关失眠的科普读物，您也许会说有谁不知道睡眠呢，的确，人的一生有1/3时间都在睡眠中度过，然而或许正是因为睡眠如此普通，以至于我们很多人常常对睡眠产生种种误解。

小张是位积极上进的现代都市白领，尽管大学毕业参加工作仅2年，但由于平时工作认真、做事细致，所以很受上司的赏识，常常加班完成一些额外的任务。此外，小张还有自己的追求，所以工作之余积极充电，看书考证。他挤出时间的办法就是用于睡眠的时间越来越少，用他的说法，在床上睡眠纯粹是浪费时间。

老王新近退休了，他认为以前服务社会，现在轮到自己享受生活了，他到处寻找机会娱乐，晚上可以打牌打个通宵，老伴要其休息，他认为，现在不用上班，尽兴了，睡觉什么时候不行，白天补上就行。

大李人到中年，为了提高自己睡眠的质量，每天睡前要去跑步热身，泡热水澡，按摩身体穴位，喝牛奶，吃些点心和别人介绍的各种保健品，此外他还改动床摆放的位置，按保健要求更换和设置床上用品等。

胡小姐觉得自己梦太多了，有时午休都会觉得不停在做梦，她认为自己睡眠有很大的问题，因为这样多的梦显然表明自己睡得太浅；她的闺友江小姐也是这样认为，因为她自己本人就从来没记得自己做过梦，很是为自己睡眠好而自豪，当然有时不免遗憾，自己怎么就不做梦呢？

……

对于这些许许多多有关睡眠的问题，你读完本书就会找到自己的答案。

本书通过幽默风趣、通俗易懂、大众化的语言以及一些生动有趣的典型案例，采用图文并茂等形式介绍睡眠障碍（包含失眠）的医学专业知识、常见失眠误区以及提供一些调整睡眠的方案供读者参考，并介绍了与失眠有关的其他心理问题或心理障碍，将医学专业知识通俗化、大众化，使大众更容易对睡眠障碍（包含失眠）或类似的心理问题有更深的认识，从中获益。

唐全胜

2011年4月6日

目录

一、总是在失眠之后才想再拥有正常睡眠的小罗

众所周知，人的一生中有1/3的时间是在睡眠中度过。美国著名的心理学家马斯洛在人的需要的层次论中提到，睡眠是人的基本生理需要，如果把人的不同需要绘成一个金字塔结构，那么睡眠的需要就位于金字塔的最底层，是其他较高级需要的基础，它与一个人的生命息息相关，有的人在睡梦中作“腹稿”；有的人在睡眠中积累，如沉睡的雄狮；有的人在睡眠中虚度一生；有的人酣甜入睡；还有的人饱受失眠之苦，甚至彻夜难眠，睡眠的问题导致生活煎熬了……这究竟是怎么一回事？为此，作者将用一些生动有趣的案例引出睡眠的生理知识，用通俗易懂的语言阐述关于睡眠健康教育的问题。

案例介绍

小罗，男，28岁，大约于4年前开始出现无明显诱因的入睡困难，有时躺在床上几个小时不能入睡，入睡后多梦，晨起感到头晕、头痛、耳鸣、腰酸腿疼、困乏、全身难受、心烦、不能集中注意力学习。曾在当地医院门诊给予安定类或中药治疗，服药早期睡眠曾有好转，停药后病情复发，症状时好时差。近来因工作压力大，失眠症状加重，后悔不珍惜以前正常睡眠，想彻底了解有关睡眠卫生的专业知识而要求住院进行系统治疗。门诊拟“睡眠障碍”收住入院。发病以来，无高热、寒战、昏迷、抽搐，无明显体重减轻。既往身体健康，无嗜酒史；病前性格外向；体格检查无异常。精神科医师与小罗接触后，发现小罗意识清晰，年貌相符，衣着适时、整洁，智力正常，接触主动，交谈好，对睡眠过度关注。睡眠不好时感头痛、头晕，腰酸

背痛，全身不适等。情感反应正常，主动要求治疗，无其他精神病的症状。实验室及器械检查正常。

案例分析

该案例具有如下特点：①患者为青年男性，28岁；②总病程4年，近来因工作压力大，失眠症状加重，后悔不珍惜以前正常睡眠，想彻底了解有关睡眠卫生的专业知识而来就诊；③主要表现为失眠、头晕、头痛、腰酸腿疼、困乏、全身不适；④体格检查未见明显阳性体征；⑤意识清，接触好，交谈好，对睡眠过度关注，情感反应正常，主动要求治疗；⑥既往史、个人史及家族史均无特殊；⑦实验室及器械检查正常。综上所述，初步考虑失眠症。予以相关心理测试及心理、行为治疗，社会功能康复训练，讲解正常睡眠及睡眠卫生的相关知识，患者领悟能力强，从一味后悔中解脱出来，病情缓解较快。

相关知识链接与思考

1. 正常睡眠是怎样?

和任何情形一样，谈论睡眠的合理出发点是先有一个大家认可的也符合现代科学认识的定义。当然对于睡眠，也许你很容易查找到各种定义。不过对于本书的读者而言，我们所关心的是如何确切地知道一个人究竟是否在睡眠呢？因此，现代睡眠科研人员就常常结合睡眠时人的一般外在的行为表现和内在各种生理变化特征来界定睡眠。

睡着还是醒着对我们而言似乎不言自明，若你或周围某个人睁着眼睛，能和环境适当地互动，觉醒的神情以及他身体在活动等，你可以很肯定地确定这是处于觉醒状态，然而当一个人即便呈现出与此相反的所谓睡眠以及睡眠有关的行为特点（如几乎不动、平稳地呼吸、闭目、对环境变动没有反应以及典型的卧姿等）时，有时我们却并不能很肯定他就一定在睡眠。在睡眠研究历史上，多导睡眠图的引入与普遍使用具有革命性进展，使得人们可以更客观地测量睡眠时伴随的内在生理活动，目前已成为界定睡眠及相关现象和诊断睡眠相关疾病的金标准。多导睡眠图主要通过描记记录脑电波、眼球以及颈项肌肉张力等科学测量睡眠相关的关键生理特征，由于人体很多活动都可以发放微弱电活动，因此现代多导睡眠图可以同时描记更多生理现象来帮助人们研究睡眠和探索其应用范围。

根据睡眠过程中脑电、肌电以及眼球活动的特征可以将睡眠分为两种不同的状态，即眼动睡眠和非眼动睡眠等。关于非眼动睡眠：大脑与身体的活动与功能普遍降低，体温降低、某些激素释放水平改变，某些脑区活动产生非眼动睡眠，从非眼动睡眠唤醒引起醒后倦怠。关于眼动睡眠：快速眼动，常紧跟非眼动睡眠出现，剥夺可引起眼动睡眠反弹，脑部温度提高，心率、血压和呼吸不规则，阴茎勃起、阴道充血，缺乏体温调节，梦境丰富多变。

睡眠随年龄有一些正常的变异，婴幼儿期睡得很多，16周龄平均睡眠14～15小时，3～5岁是10～12小时，而且进入睡眠更快也更难唤醒。青少年的睡眠需求仍高于成人，不过总的趋势是越来越接近上述睡眠时间和睡眠结构。而老年人睡眠减少，也易出现睡眠困难、易醒，平均睡眠时间为6～7小时，眼动睡眠数量变化不大，但出现更早，有的甚至整个睡眠过程不同阶段眼动睡眠持续时间保持恒定，睡眠节律会变得不那么有规律。

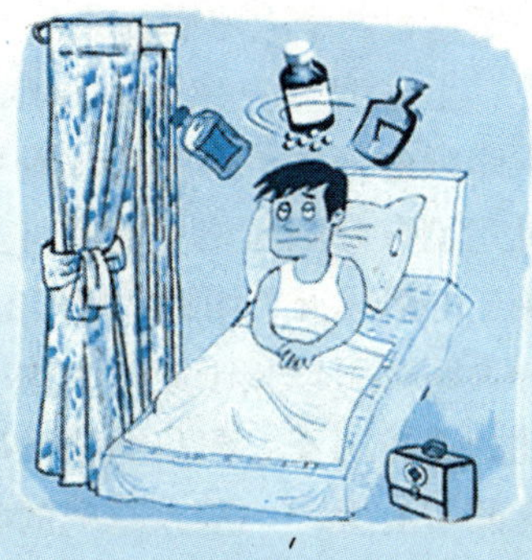

在两性之间睡眠成分、分布和时间上的规律性变化并无原则性区别。不过女性生殖激素的周期性变化由此产生月经周期以及怀孕、生育、哺乳以及停经期等相伴随一系列生理变化和相关的社会心理因素会影响睡眠的质与量。月经周期大约会影响到15%的女性，排卵期后体内孕酮增加引起体温升高可能使女性入睡更快，眼动睡眠潜伏期缩短，而接下来月经期前孕酮下降可能使部分女性难以入睡、睡中易醒以及更多梦境体验等。75%的女性怀孕期间会报告睡眠问题，但只有11%在整个过程均存在，大多数抱怨发生在妊娠后期。停经期女性睡眠困难许多与夜间盗汗和热潮红等有关，此外，此期往往与更多身体不适以及特殊的社会心理因素也有一定联系。

人类对于梦的好奇可以说延续了整个有文字记录的人类文明史，目前也依然有许多不同领域的研究者对梦的本质、内容、功能及其运用产生兴趣。限于本书的性质，这里仅就与睡眠有关梦的现象略做介绍。可以说对于梦的现代科学研究开始于多导睡眠图运用并发现眼动睡眠期睡眠，由于眼动睡眠唤醒者往往有梦境体验，曾一度认为梦即为发生于眼动睡眠的一种副现象。目前看来梦尽管是对发生于睡眠期间精神活动的一种具有普遍性的体验的记忆和报告，但其产生和表达均会受到丰富的生理、心理和社会因素的影响。就与睡眠有关梦的现象，眼动睡眠中唤醒大约有80%的人有较清楚梦境的体验，而非眼动睡眠中唤醒只有约40%，且后者的梦境往往短暂、乏味，也更模糊且缺乏动态变化。

打盹也被视为一种睡眠，大多数人打盹持续20分钟到2小时（平均70分钟）。有一半人可能有打盹的体验，特别是气候较热的地方，人易出现疲劳，打盹作为体能或睡眠缺失的补偿，有利于身体的健康，当然这也与个人习惯有关系。

上述我们介绍正常睡眠的某些内在特征，这里简单介绍两种正常睡眠的变异，即“长睡者”与“短睡者”以及“猫头鹰型”与“百灵鸟型”睡眠风格。前者可能与“究竟一个人睡多长时间就够了”有关，一般成人平均睡眠时间8小时（约68%在6.5～8.5小时之间），但部分人睡眠可以长于或短于这一时间，一般认为这是生物学上的原因，比如遗传因素，但目前缺乏确切的证据；后者则与“何时是最佳睡眠时间”有关，一些人睡眠的时相会产生飘移，时相提前者即所谓“百灵鸟型”（技术上的术语“早晨型”），往往入睡早，早上精神较好；而时相延迟者即“猫头鹰型”（技术上的术语“晚间型”）则入睡晚，晚上情绪和精神较高。事实上大部分人处于这两种极端之间。年龄对这一类型有影响，年轻人有“猫头鹰型”倾向，而逐渐成为二者兼而有之，年老时则“百灵鸟型”。这里生活变化对人的生物节律有很大的影响，现代社会丰富的夜生活，人工照明的普及使得人们睡得越来越短，也可以越来越晚。

2. 怎样才称得上是睡眠卫生?

“我已经睁不开眼了!”

“我头脑都成糨糊了！”

“我累垮了，就想睡一觉。”

“你再让我睡一会儿吧！”……

显然，睡眠虽然如前述是人的一种基本生理现象，但同时也是人的一种基本生命行为，而且如同人类其他生命行为，睡眠也是一种由生理机制驱动，并可经由学习而改变的动机性行为。由于动机强度不同以及可能存在某些扭曲或适应不良的动机，这些都可能导致这些动机性行为的异常表达。如果不能充分认识到这些行为的动力性与可习得的特点，往往很难恰当地增进或改善人类健康。因此睡眠尽管受制于一定的内、外环境因素，但人可有意识地选择或克服那些不利于睡眠的种种不良条件，并通过养成有益的睡眠习惯来获得好的、高质量的睡眠。积极的睡眠卫生即指具有良好的睡眠习惯，而更积极的睡眠卫生则可定义为人主动对睡前所有可能干扰睡眠的行为与环境因素进行有效控制，以获得更安宁、更高效的睡眠，进而增进白天的觉醒，或有助于治疗、预防某些睡眠障碍（译自维基百科睡眠卫生）。反过来我们也可以推导，如果人们出现种种睡眠问题或白天瞌睡，表明他们存在某种不良的睡眠卫生问题。一些专家特别强调“不适当的睡眠卫生可使先前的睡眠扰乱得以持续，对这一作用进行评估怎样强调都不过分”。

3. 影响睡眠卫生的因素

影响睡眠质量的因素很多，包括睡眠所在的环境，睡眠前的条件与准备，睡眠者睡眠的愿望、与睡眠有关的身心状况以及平素形成的睡眠相关的行为与习惯等。这些因素有些是可以或易于接受外来影响的，而有些则难以改变。睡眠卫生或增进睡眠卫生首先是要正确认识并合理评估自己睡眠及睡眠相关行为中各种不利于睡眠的环境因素自身存在的任何可能干扰睡眠的日常生活习惯。下面对一些目前流行的助眠方式和措施中比较受关注的一些因素进行简单的介绍，结合正常睡眠结构与特征等的了解，希望有助于读者建立科学的睡眠观和科学睡眠卫生习惯。

无需研究证实，人患病后睡眠或瞌睡往往增加。人们自然地认为这是由于睡眠有助于疾病的康复，而如果剥夺睡眠则可提高个体易患病性。然而运用多导睡眠图研究具体疾病对睡眠细微结构的影响，可以丰富人们理解疾病对睡眠的效应，有助于人们在疾病状态下更合理地考虑健康的维护和恢复。感染性疾病眼动睡眠减低，睡眠维持被破坏；而非眼动睡眠-眼动睡眠循环则不受影响。这些效应持续时间与影响程度受病原菌类型、体内过程以及感染时机体免疫状态有关。因此患病时我们不仅要被动地休息，还可以更主动地顺应疾病的康复过程维护好睡眠卫生，促进疾病的康复。

不管将之视为消极的压力还是积极的挑战，应激都一定会影响睡眠。每个人在一生中都不可避免地会体验到这一影响，自然有些人可能会更敏感一些而经受更多或持续更久应激带来的睡眠困难。不管是急性冲击还是慢性烦恼均可以影响体内一些激素水平或干扰免疫系统功能而打断睡眠是使睡眠变得不完整或影响不同睡眠阶段的量，因此应激适应后常有某些睡眠阶段的反弹。

我们经常因其他身体部位疾病接受某些药物治疗。这些药物或者直接作用于脑而影响睡眠/醒觉过程和生理节律，或因引起镇静、疲劳、失眠、白日瞌睡等与睡眠有关的问题。这些药物引起睡眠问题有的服药时即出现，有的可以在减药过程中出现。一些用于治疗睡眠问题的药物也可能影响接下来的睡眠阶段。药物还可能通过一些其他途径对睡眠产生影响，如体重增加导致阻塞性睡眠呼吸暂停症状加重等，因此任何睡眠和睡眠问题的评估都必须考虑近期服药的影响。

表 1　影响睡眠—醒觉障碍的药物

用于治疗一般医学疾病的药物 镇痛剂，包括鸦片类 止吐药、食欲抑制剂 抗组织胺药 心血管药，包括血管紧张素转换酶抑制剂和受体阻滞剂 支气管扩张剂 治疗睡眠药物	**其他具有药理活性的制剂（包括酒精）** 苯丙胺 可卡因 大麻 甲烯二氧甲苯丙胺（摇头丸） 麦角酸酰二乙氨（致幻剂） 苯环己哌啶(天使粉)
用于治疗精神障碍的药物 抗抑郁药 抗精神病药 **用于治疗神经系统疾病药物** 抗癫痫药 抗帕金森药	**非处方药** 非甾体类抗炎药（大多是处方药） 鼻腔减充血剂 食欲抑制剂 咖啡因

除了卧房的温度外，其他一些感觉刺激也会影响睡眠的质量。疼痛，不管是急性还是持续性的，都可干扰睡眠，当然睡眠问题也会影响疼痛感觉。疼痛使人难以入睡，也可减少睡眠时间，并引起更多睡中醒觉。其实其他一些感觉刺激也影响睡眠发生的连续过程，如外面的各种声音，卧室内光亮或其他变化等。有些人觉得某些气味会影响入睡而另一些人可能觉得这些气味能够助眠。消化不良等也可因增强内脏感觉而引起片段睡眠。

很难对运动与睡眠的关系做出某个概括性的结论。不同的人，不同的运动方式有不同的意味，有氧、无氧运动，温和、剧烈运动等等。此外体型和年龄也会有不同的影响。毋庸置疑大多数运动对身体是有益的，只要不引起损伤。就睡眠而言，研究发现大体而言有规律适度运动可以增加总的睡眠时间，略微延迟和减少眼动睡眠，但很难就此断言运动对睡眠单方面的益处。睡眠研究专业人员建议最佳有利于睡眠的有氧运动最好在傍晚进行，他们提醒我们睡前运动因影响体温和心理兴奋等效应可能会影响入睡，此外早晨的运动就其对睡眠的影响而言可以忽略。

许多男性声称性生活有助于他们的入睡，但女性可能由于性兴奋以及性活动而产生心理上的唤起，故有相反效果。这一差异对于两性关系还有一定影响，不在此赘述。

纵观人类历史，睡眠一直被认为是吃饱喝足后一个自然结果，而且吃喝的数量与内容同样对睡意和接下来的睡眠有重要的影响。这一通常说法有的已经被研究人员证实。许多人有过饭后困倦的经验，一些人只在吃得很饱后才出现。一般餐后1.5～2小时睡意最重，如果要消化脂质，主观睡意在3～3.5小时后最重。不同饮食内容对睡眠的影响也很重要。不过高脂、高碳水化合物或两者混合饮食对睡意与入睡的影响差别不大，但进食固体食物可能比液体或混合固液体食物能令人更快入睡。另外高碳水化合物比蛋白饮食或蛋白与高碳水化合物均衡食物能产生更重的睡意；高脂加低碳水化合物比低脂加高碳水化合物增加主观睡意要晚3小时，但两者同样可提高多次小睡试验的入睡潜伏期。整晚多导睡眠图记录显示高脂加低碳水化合物增加眼动睡眠的睡眠时间，蛋白饮食也可增加眼动睡眠的睡眠时间。饮食所含热量高低，不管其来源，对主观睡意与客观多导睡眠图变化都影响不大。进

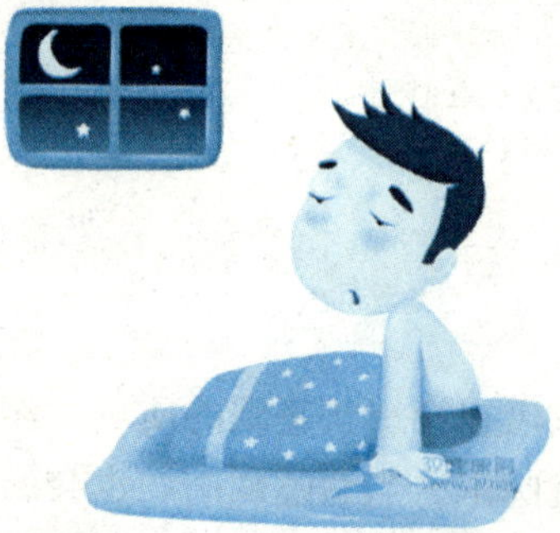

食量的多少对睡眠也有一定影响，动物研究证实较多的进食延长眼动睡眠时间。

因节食或营养不良导致消瘦对睡眠也有影响。随体重减轻入睡时间长，总的睡眠需要缩短，睡眠变得更片段。而随着体重增加，因眼动睡眠增加，睡眠片段性减少，总的睡眠时间也随之延长。睡前吃一点小吃如牛奶、酸乳、饼干等可提高睡眠延续和减少睡中觉醒的次数，但如吃得过多会消化不良反而干扰睡眠。尽管睡眠期间长时间节食，但血糖水平并不减低。而即便静静地卧床，只要醒着，血糖水平也减低。差异在于真正睡眠期间糖耗缓慢。有许多人关注日常某些食物对睡眠的效应，不过目前没有明确结论。下述几种特殊食物颇受关注。

咖啡因一直被认为是可以提高警觉和行为表现。咖啡因确实可以增加唤起并减少睡意，其作用的程度与用量有关，一般100毫克量可能有最佳效应，当然还要视个体敏感程度、任务类型和睡意水平。但睡前服用含咖啡因物品，甚至一些敏感的人睡前几个小时服用都可能干扰睡眠，使入睡时间延长、睡眠片段以及睡中觉醒的频率与持续时间增加。

许多市面上流行的饮料均含有成分量不等的咖啡因，一些食物和药品内也可能有这一成分。咖啡因摄入后约1.5小时在体内达到其峰浓度，经过2～6小时后体内仍有一半，8～14小时后才可能清除干净。一些个体如孩子、孕妇和老人保留其活性成分时间甚至更长。长期习惯服用咖啡因也可形成耐受或依赖，即前述生理效应逐渐降低，有些人停止饮用甚至可感到困倦、疲劳等停药反应。

酒精也影响白天的睡眠和夜间的睡眠。在觉醒时饮酒可以感到酒精对人体影响的两个阶段：即经过开始的唤起或兴奋后随之的镇静效果。血液中酒精浓度越高，多次小睡试验发现入睡潜伏期越短，但这一效应也受饮酒前人为剥夺睡眠的程度和饮酒时间处于个体昼夜循环中具体位置的影响而定。饮酒前额外睡一觉的人比常规每天睡8小时的人更少体验到酒后的睡意。傍晚或晚间睡意较浓的时刻饮酒幸福时光更可能诱发睡意，而且这种睡意比血中酒精浓度持续更久些，直到去睡眠为止。因此在幸福时光时段饮酒即便血中酒精浓度降为零，睡意仍会保持，对于晚间酒后驾驶这一点特别重要。由于酒精可助人放松并产生睡意，有人会借酒帮助自己入睡。睡前适度饮酒的确入睡较快且最初循环的睡眠时间也增加，但进入眼动睡眠延迟且总的眼动睡眠时间在上半夜减少。由于血中酒精清除的速度较快，后半夜血中酒精浓度已近于0，这时平稳睡眠就会受到影响，而出现睡眠不宁，净效应睡眠相对不良。如果连续几个晚上如此，上述前半段效应会降低而后半段效应则保持。接下来即便不饮酒也会出现过度眼动睡眠。

尼古丁也影响睡眠，提高警觉并减少睡意。吸烟者白天借此获得某些好处。研究证实习惯吸烟者可能比不吸烟者有更多睡眠，如入睡会较慢，睡眠变浅，睡眠维持困难，尽管眼动睡眠与非眼动睡眠量上改变不大。而且吸烟对睡眠的影响与吸烟后时间进程有关，开始是兴奋难以入睡，随时间进行，尼古丁逐渐减少而形成戒断效应进一步加剧睡眠紊乱。彻底戒烟后一些人入睡更快，眼动睡眠变长，夜间觉醒次数减少。有一些人在戒烟后几天可能体验到夜间唤醒次数增多。

色氨酸作为一种氨基酸，在日常食物中很常见如家禽、豆制品、坚果类以及香蕉等。它是脑内重要神经递质5-羟色胺的原材料，后者在睡眠和情绪调控方面具有重要生理功能。很流行的说法是睡前一杯热牛奶提供色氨酸可助于尽快入睡。早在20世纪80年代就有人开始尝试使用色氨酸作为睡眠辅助治疗，但由于副作用很快就在美国撤出市场。后来的研究结论也比较含糊，有人称低剂量的摄入（1～2克）对有些失眠者有益。增加睡前富含色氨酸的食物是否有助于睡眠？食用食物到脑内作用过程的时间使人很难确定即便存在这一效应，也很难一次来解释。因此如果你入睡前习惯使用牛奶、香蕉，而且的确有助于你的睡眠，但并不等于说这是由于你额外补充了色氨酸。

现在越来越多的“专家”推荐某些中草药来改善睡眠，但这方面的信息往往很不一致甚至会产生冲突，对此目前也有严格的研究。西方比较常提到的西番莲对短暂失眠有效果，薄荷、甘菊、雷公根、蛇麻草、香蜂草、凤仙花等，以及褪黑素、镁剂等也常用于睡眠问题。目前在西方，对缬草研究信息比较多，可能对睡眠的发生与持续时间有作用。临床上也较多采用缬草提取物来治疗某些不太严重的失眠，但也有人关心长期使用副作用方面的问题。还有一些民间或自然疗法也被推荐作为睡眠辅助用品，包括一些食物如奶酪、酸白菜、葡萄酒、番茄、菠菜、西红柿等，但一直没有系统的研究来支持这些方案或秘方的有效性和安全性。

气温等外界环境因素对睡眠的影响目前也缺乏系统研究。不过极端的气候情况或者急剧的变化常对睡眠有负面影响。此外像大气压、空气离子场、月亮相位或太阳黑子扰动等等都可能影响睡眠。

究竟是什么因素决定我们何时从睡眠中醒来，很多人依靠的是各种外界情景提示诸如闹钟这样的辅助工具来警醒自己。我们这里要提及的是个人心理期待，这种期待来源于社会责任的要求，或者源于自我主动设置，这里也涉及对正常睡眠及其作用的理解。但是在入睡前自己内在警醒，即次日在某个设定的时间醒来是否可能或如何可能实现，的确需要研究来证实，这也是睡眠卫生的重要因素之一。有人认为心理期待可以影响促肾上腺皮质激素的分泌，但是大脑在睡眠中又是如何追踪时间进程而能在固定时间致使促肾上腺皮质激素分泌？

对于睡眠这一重要而又与生命如影相随的现象，我们有太多的意见、看法、体验和个人经验，我们也逐步取得更复杂的技术与方法和更系统的研究去证实和理解，但迄今为止我们对睡眠仍是五味杂陈。下面我们依据前面一些分析来关注一下个人睡眠卫生措施，不管是否存在睡眠障碍，或者不管有什么样类型的睡眠障碍，建立良好的睡眠卫生都是最基本的前提，也是所有睡眠障碍治疗的第一步。

4. 如何促进睡眠自我保健?

（1）避免失眠最有效的方法，必须养成良好的个人睡眠习惯。生活要有规律，使生活起居规律化，养成科学的睡眠习惯，从而建立自己的生物钟。对每个人来说，睡意在每天的一定时间出现，此时是上床的最佳时机，入睡的时间将会很短。所以失眠者要养成有睡意才上床，不在床上打电话、看电视的好习惯。一些人喜欢在卧室放个电视机，边看电视边准备入睡，这不符合睡眠卫生，电视节目会使人兴奋起来，我们建议电视应远离卧房，到了适当的入睡时间就关掉电视。有人喜欢听着收音机入睡，因为收音机有些内容较少，令人投入，对有些人而言不妨试试。现代网络对睡眠的不良影响已超出睡眠卫生讨论的范畴。网络兼具许多不同的功能，如果你希望自己有个良好的睡眠，那么你可能要检视自己网络使用的习惯与方式，按照上述原理与原则进行管理和控制。按时睡眠和起床，能使自己身体内的各器官保持规律有序，进而加快睡眠。固定的起卧时间，使身体习惯于在某个时间进入睡眠，当然这只是相对固定于某个时间范围。即使节假日或退休以后，这一点也是良好睡眠习惯的基本保证。

（2）避免白日打盹。白天经常打盹将影响晚上的入睡。中午很多人会有一段时间"睡意"，此时打个盹也不是什么坏事，但应把午休时间限定30～45分钟就不至于影响晚上的入睡。

（3）懂得睡前该做和不该做的事情。一方面，睡前4～6小时内避免饮酒、进食任何含咖啡因的食物（包括某些饮料像咖啡、茶、许多品牌的汽水，还有巧克力等）以及避免口味重、辛辣或含糖食品，因为它们可能会影响你保持睡眠的时间。此外，别把你白天的紧张、烦恼带上床。有些人在每天晚上给自己设置一段"烦恼时间"以处理白天工作、学习等带来的种种不快或未解决的问题。另一方面，做好入睡前的准备：睡前吃点东西，如热牛奶和富含色氨酸的食物如香蕉等可能有助于入睡；睡前练习放松技术，学习并练习如瑜伽、冥想等可能有助于缓和焦虑及降低肌肉紧张的放松方法；建立一套个人睡前仪式或程序，如热水澡或随意翻看一些轻松、休闲材料等有助于进入

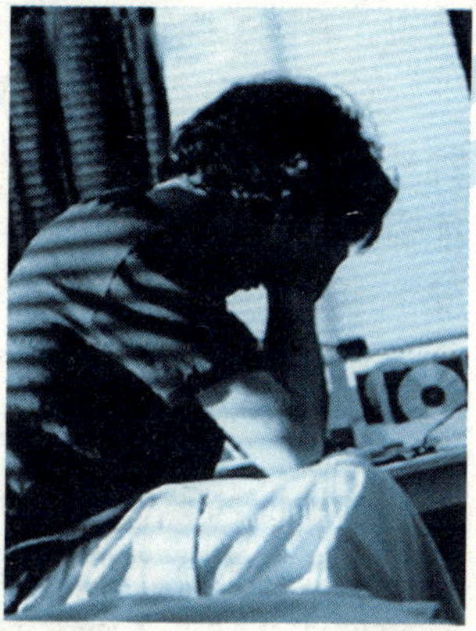

睡眠；在你最适宜睡眠状态下入睡，如果15～30分钟还不能入睡，起床进入另外的房间放松或看看书等，直到有睡意。

（4）常规适度运动，但不要赶在准备休息前。常规在下午进行一些运动可以加深你的睡眠。然而睡前2小时做剧烈运动可能会妨碍你入睡。生命在于运动，在运动中养生、强体。适当的体育运动不仅强身健体，而且促进血液循环，消除疲劳，还能够帮助入睡。故白天多进行一些户外运动，每天保持半小时到一小时的体育锻炼，使身体特别是大脑得到有序的工作和休息，促进睡眠。可根据自己的喜好选择适当的运动方式，或跑或跳，游泳、打球等有氧运动；或太极、瑜伽等安静运动。但不要在入睡前剧烈运动，以免过度兴奋。

（5）调整好你的睡眠环境，尽量使你的卧具舒适、温馨，不舒适的卧具肯定令人难以获得高质量的睡眠；卧房温度在睡眠期间调节到最佳，并注意保持室内良好通风，房间太冷或太热易于让人清醒，凉爽而又不寒冷的卧室最利于入睡；隔绝所有分神的噪声，尽可能关掉光源；让你的身体“熟知”床和睡眠有关，懂得床只用于睡眠或性生活，不要把床变成你的办公桌、作坊、娱乐室等。

（6）许多人因不同原因会在睡眠中途醒来1～2次，如果你醒来后在15～20分钟内还无法再入睡，不要待在床上努力入睡，起床离开卧房，吃点东西、看点闲书、做些安静的放松练习或洗个热水澡等，通常你会感受到自己逐渐回到睡眠状态，但注意不要看电视或上网，不要做那些具有挑战或投入性的活动，如工作事务或家庭作业等。

（7）熟知一些影响睡眠的躯体因素和心理疾患，躯体因素如关节炎、伴灼热感的胃食道反流、月经期、潮热、头痛等；心理疾患如焦虑、抑郁等常引起睡眠困难。有时候睡眠问题仅仅是心理问题的一种表现，看医生确定其性质，找到最适合的处理方式。

（8）许多药物本身或副作用会引起睡眠问题，如果你正在服用某种药物的话，问一下医生有关睡眠是否会受影响，有时因睡眠问题可能需要接受某些药物干预，做出这样的决定应建立在你整体健康的情况下考虑服用方法、剂量与时间，而且一定要听取专业人员的意见。

（9）做好睡眠健康宣教，应知应会睡眠卫生，讲究“六要八不要”：“六要”指上床与起床时间要规律；傍晚要进行有规律的运动；上床前几个小时要洗个热水澡；要整理出一个舒适的睡眠环境；要使卧室安静、黑暗、调节好温度和湿度；要建立一个你自己的放松睡前仪式。“八不要”指不要白天打盹；不要抽烟、喝咖啡；不要睡前饮酒；不要睡前太饱或太饿；不要吃辛辣、酸的等口味较重的食物；不要太努力入睡；不要老是看时间；不要服用影响睡眠的药物。

二、弄不明白失眠、失眠症与睡眠障碍的老吴

案例介绍

老吴，男，66岁，自述从22年前开始，无明显诱因下出现睡眠不好，当时尚能正常生活，故未治疗，近七八年来，感到失眠症状加重，表现为难入睡，睡后易醒，醒后难以再次入睡，睡眠质量差，日间无困意，但感头痛，精力减退，有时会控制不住地思考生活中的事情；曾在多家医院诊治，不同的医院给出的诊断结果不同，有诊断失眠的，有诊断失眠症的，还有笼统诊断为睡眠障碍的，使得患者感到很纳闷，不知哪个诊断是对的。曾服用中成药数周，效果欠佳。此后不规则服用安眠类药物，有部分效果，睡眠改善，心情好，头痛等症状缓解，但因担心服药后会成瘾，未能坚持服用，因此失眠症状时有反复。近1周来出现心情不好，时有头痛，白天困倦思睡，想事较多，故要求住院系统治疗。患者近来无高热、寒战、昏迷、抽搐及大小便失禁，体重无明显变化。既往史、家族史无特殊。病前性格较温和，因夫妻感情不和，目前已离异。体格检查未见异常体征。精神科医师与老吴沟通后发现老吴神志清晰，接触主动，对答切题，表情较自然，反复诉说自己睡眠差，难以入睡，为此很痛苦，对睡眠过度关注及担心，有轻度的焦虑情绪，情感反应协调，主动要求治疗。实验室及器械检查结果：心电图提示窦性心动过缓（心率55次/分）；脑电图提示脑电图轻度异常，未见病理波；经颅多普勒检查结果提示脑动脉硬化早期。

案例分析

综上所述，本案例具有以下特点：①患者为老年男性，66岁；②主要表现为反复失眠，对睡眠极度关注；③总病程22年余；④体格检查：未见明显阳性体征；⑤存在焦虑及抑郁情绪，对睡眠极度关注，对医生的多种诊断持怀疑态度，弄不清楚自己是失眠症还是睡眠障碍，主动要求治疗；⑥既往史、家族史无特殊，病前性格较温和；⑦实验室及器械检查结果：心电图提示窦性心动过缓（心率55次/分）；脑电图提示脑电图轻度异常，未见病理波；经颅多普勒检查结果提示脑动脉硬化早期。综上所述，初步考虑为：①失眠症；②脑动脉硬化症。

综合分析：患者既往体健，病前无酒精等精神活性物质及非成瘾物质摄入史，尽管患者存在抑郁及焦虑情绪，但都为继发于失眠的痛苦，综合患者病史及临床表现，患者以失眠为主要的症状，包括难以入睡、睡眠不深、醒后不适感、疲乏，或白天困倦等，具有失眠和极度关注失眠结果的优势观念，对睡眠数量、质量的不满引起明显的苦恼，考虑为“失眠症”。患者2周前在某院门诊查经颅多普勒检查结果显示：脑动脉硬化早期，故考虑存在有“脑动脉硬化症”的可能性较大。给予改善心脑循环，缓解头晕头痛，并予以解释性心理、行为治疗及社会功能康复训练，一个半月后病情好转出院。

相关知识链接与思考

1. 什么是失眠？

失眠在我们日常生活中十分普遍，也是去医院就诊最常见的主诉之一，但究竟什么是失眠以及我们应该为之做什么却一直众说纷纭。失眠的确不能顾名思义，因为不管是在日常用语，还是它的医学或科学术语含义，它都代表的是一系列不同的情况，大多数人都能意会它的一般含义，但细嚼起来又很难清晰地表述一致，它既不表示某种特殊的睡眠问题形式，也未指明睡眠问题的原因所在，也许唯一能确定的是它的负面内涵。因此基本上，如果一个人告诉你“我失眠了”，他的意思是“我很痛苦，因为在我认为我应睡眠的时候或我想休息的时候，我却睡不着”。不过在临床上，失眠的人常见主诉却变化很大，如：晚上我要花很长时间才能入睡；整晚我好像都醒着没睡，每个小时我都清楚；我从未熟睡，好像一晚都处在懵懵懂懂的状态；我总是早早就醒了，也很难再入睡；到了晚上睡觉的时候，我头脑就难静下来休息；我现在很怕夜晚，因为我总担心自己睡不着；因为晚上睡眠质量不好，早上我都得勉强拖着自己疲惫的身体起床；一整天我都没有精神；我老觉得没睡够；太难受了，现在我想打个盹都做不到………

以上叙述代表了失眠的一般界定，且已了解到睡眠紊乱可以体现在睡眠启动、维持与结束3个不同时段，可同时表现3个阶段异常，也可能某个过程特别明显。因此对于失眠的界定首先是进一步描述睡眠障碍发生的时间，主要是入睡困难，频繁而又持久的睡中觉醒，过早醒来而又不能回到睡眠状态，抑或它们的结合？严重程度是轻微还是极端困难，或者抱怨持续数十分钟还是数小时；问题存在是急性（几天内）还是慢性的（失眠持续数周，数月还是多年）；频率是整晚抑或间断地，似乎随机出现；睡眠问题是按周、按月或者按季节有规律出现或与生活事件相随出现。睡眠觉醒周期是否完好，患者具体的睡眠窗（习惯的上床与起床时间）与白日瞌睡与打盹的频率和持续时间。睡眠伴随的痛苦如抑郁、焦虑等在急性或加剧的时候往往会更明显，也是使得失眠慢性化的一个主要因素。白日症状是界定失眠必要条件之一，表现从疲劳、瞌睡、不经意地白日睡眠发作到过度唤醒感和完全不能打盹等，是失眠主要功能损害表现，当然仅有这些白日症状本身也不能界定失眠的存在，它们必须是源于不充分睡眠的直接后果。因此，失眠首先是一种主观不适的叙述，人们认定自己失眠是通过比较自己实际睡眠—觉醒的状态和对正常睡眠以及眠后警觉状态的个人期待而得出。不同的人对于他们睡眠经验是否偏离自己预设的正常睡眠标准可能会得出不同的结论，进而影响到其失眠的感受以及采取的行为。这里主要问题是正常睡眠标准的来源。

研究人员希望为上述这些睡眠障碍界定的主观体验标准设定一些客观指标，即：失眠多导睡眠图（待后叙述）量化标准：①入睡困难，指入睡潜伏期≥30分钟；②睡眠不实，睡中觉醒次数过多或时间过长，包括：全夜≥5分钟的觉醒次数2次以上，全夜觉醒时间≥40分钟以及觉醒时间占总睡眠时间的10%；③睡眠表浅；④早醒，完整的睡眠结束时间比往常提前半小时以上；⑤睡眠不足，以成人而言，总睡眠时间不足6.5小时，或睡眠效率（整夜睡眠总的时间与记录时间比值）≤80%（老年65%，青少年90%）；⑥睡眠结构失调，非眼动睡眠—眼动睡眠周期<3次和/或两种类型睡眠时间比例失常。

在睡眠临床上，这样的硬性客观规定价值并不大，因为是患者睡眠不充分的主观经验决定失眠存在与否，而非确切的具体时间。不过，目前多导睡眠图测定的一些有关睡眠的客观指标仍被临床或研究人员应用于通用的睡眠障碍（包括失眠）的诊断标准中，一来可以在目前的流行病学研究中帮助对失眠病人做进一步分类，还可以用于临床治疗试验中作为观察客观指标。有意思的是失眠主观经验与客观检查所见并不完全一致，失眠者主观估计常常比实际检测到的客观指标更严重，这提示许多主诉失眠的人对实际睡眠状况常有认识偏差，当然这一现象提出并非否定失眠问题存在，而是提示我们认识到对失眠者实际醒觉与睡眠经验的理解仍充满挑战。

一般人群的正常睡眠特点具有广泛的变异，这使得上述主观睡眠经验与客观睡眠观测指标的不一致更加突出。我们在介绍正常睡眠时已提到过年龄、性别差异，也说明睡眠实际需要存在个体差异。一般而言，绝大多数人如能比实际允许的时间多睡一些总有益处，不过有些人明显比一般睡眠需求显得更长或更短。睡眠的实际需要对睡眠完成存在一定的影响，一位睡6小时就觉得足够的人早晨醒来会觉得精神十足，而另一位同样睡6小时但抱怨睡眠不足的人接下来白天常常会觉得精力不足。上床后多久入睡算是正常是另一相关但也难以确切回答的问题。有人一挨枕头就睡着，有人需要半小时之久，有人可能对上床后到入睡之间的时间感到十分难熬，但实际可能只有10来分钟。通用的国际睡眠障碍诊断标准提出的界定标准为半小时（睡眠潜伏期，即进入睡眠花费的时间），在这再次强调，希望读者能认识到客观时间界定与主观体验有时并不完全一致，那些有失眠苦诉的人和根本不觉得自己失眠的人都需要一定的入睡时间，类似的认识也可应用于总睡眠时间和夜间觉醒时间。

我们在前面也提到过理想或标准睡眠的概念，这会影响到一个人对睡眠的期待，不同的文化对于睡眠期待会有一定影响。有着同样睡眠质量的人可能因为睡眠期待带来的心理上的阈值不同而有不同的影响，比如恪信快速入睡，并保持8小时不间断睡眠的人更容易因睡眠的扰动而认定自己失眠。应用多导睡眠图，睡眠研究人员可以帮助我们更好地理解睡眠过程的变化与变异。另外同样遇到睡眠扰动或者认定自己失眠，但在是否选择就医或其他方式帮助自己也存在一定变异。在这里我们还有必要强调一下另外一个方面，即因睡眠问题而求助医生帮助的人或许仅仅冰山一角，因为很多人常常觉得：对于这一问题，人无能为力，没什么可做的；医生哪会管这种小问题的；我自己先处理处理看；医生肯定只会开些“助眠药”了事，而助眠药会给我带来新的问题……

我们在后面将会花很大篇幅谈论失眠认识上的种种误区，故在此只是提醒在睡眠以及睡眠问题上提高公众教育与发挥媒体科学启蒙作用有重要的价值。日常生活中，甚至在专业领域里，许多有关睡眠、失眠的神话与误解需要纠正，待后叙述。

2. 那失眠症又是怎么一回事呢?

需要澄清的是，失眠只是失眠症的表现形式，对于每个成年人基本上都曾体验过或轻或重的失眠，但并没有患上失眠症，因为达到失眠症的诊断尚需有一些标准方可作出。诊断的基本目的是从繁杂多变的临床现象中区分出一些具体的类型，这些归入一类的临床类型具有一些共同特点，使得医务人员和患者能够发现一些规则帮助他们预防和处理这些问题，并大致获得较为可靠的结果预测。诊断包括评估和决策，评估是建立在必要的临床资料基础上，包括对该临床现象性质、程度、历程以及相互关系等的定性或量化评价。诊断则是在准确评估基础上参照某一公认的诊断分类系统对该现象所属的类型、原因进行决断。根据本书的性质和读者对象，我们将对失眠进行诊断时需要收集的资料类型、方法，以及失眠诊断大致程序做一个通俗的简单介绍。

我们前面强调失眠首先是患者的主观诉述，因此通过细致、准确、全面地病史问询是做出失眠诊断的基础。通过问诊我们可以大致了解患者失眠的感受、性质、持续时间，对于患者生活的影响以及患者对于失眠的看法与解释。另外对于患者失眠前后睡眠状况，甚至纵向的整个人生历程中睡眠特点也可以有个大致了解，对于一些长期、复杂的失眠进行诊断和合理干预，有时这样的背景是十分重要的。

失眠病史问询大纲简述如下：失眠睡眠形态；失眠表现形式：入睡困难、眠浅易醒还是早醒；病程特点：发作形式。持续时间、频率、严重程度、诱发和缓和因素；昼夜节律特点；睡眠失调史，如儿童期睡眠状况，压力下睡眠状况；家族睡眠障碍病史；家人，特别伴侣对患者睡眠的感受；个人睡眠障碍病史；可能影响睡眠的食品使用情况,包括烟酒、咖啡等；身体和精神疾病的病史和治疗情况。

由于就诊的失眠症患者往往病史较长，而且伴随情绪不佳以及求治迫切，因此我们在门诊中常发现患者诉述的失眠病史有时十分混乱而使得就诊的效率变得很差，此时常需借助于“睡眠尺”和睡眠日记来协助采集主观失眠情况。

“睡眠尺”一般可分为白天与夜晚两段，各占12小时。因此我们可以将一天24小时依据自己的作息习惯及生理时钟区分为两部分，例如可以是早上九点到晚上九点，也可以是晚上八点到第二天八点等。当然如果可以的话，以一条24小时的标线也是可行的。睡眠尺主要由一条时间标线以及附加说明的符号所组成。包括躺床、入睡、睡眠状态、起床、醒过来等睡眠相关符号，以及一些促进或干扰睡眠的因子，比如睡前的活动、噪音、药物、上厕所，其他外在干扰或是自己的想法及情绪等。

睡眠日记依据个人喜好可以采用通常的日记形式，也可制成表格便于比较和醒目。后者即目前睡眠临床常用的表格型睡眠日记。这份记录表一般以7天为一个单位。每一天又分为上半部与下半部。一份记录良好的“表格型睡眠日记”至少可以提供3种睡眠健康的重要信息：睡眠卫生、睡眠效率及睡醒作息的常态。同样地，就诊前若可以自行记录至少两周的日记，医师们有了这些重要信息，就可以更正确地协助您解决睡眠的困扰。

表2 睡眠日记

次日起床后填写								
日期	例5月20日							
星期	星期一	星期一	星期二	星期三	星期四	星期五	星期六	星期日
是否使用任何助眠的物质?是什么	有，热牛奶							
就寝时间(躺上床的时间)	23:30							
睡着所需时间	45分钟							

续表

次日起床后填写								
醒来的次数	4							
总计睡眠时间	6小时							
起床时间	早上7:00							
起床时感觉	3							
临睡前填写								
你是否有小睡？(时间、多久)	13：00小睡10分钟；17：00小睡50分钟							
有喝酒吗？(时间、多久)	19：00开始饮酒2小时							
有使用咖啡和饮料吗？(时间、次数)	早上8点开始饮4次，下午14:00开始饮2次							
你中午感觉★	2							
你下午感觉★	2							

3. 睡眠障碍如何界定?

（1）睡眠障碍不只是失眠："失眠"只是一种现象，可能是偶然发生的、暂时的；睡眠障碍不只是失眠，它可分为器质性睡眠障碍和非器质性睡眠障碍，非器质性睡眠障碍包括睡眠失调和睡眠失常。具体而言，睡眠障碍是由于情绪因素导致睡眠的质、量或时序的变化，即失眠、嗜睡及睡眠—觉醒节律障碍；睡眠异常，指睡眠过程中出现异常的发作性事件。在儿童期主要与儿童的生长发育有关，在成人主要是心因性的。主要有睡行症、夜惊及梦魇。睡眠障碍经常是另一种精神障碍或躯体疾病的表现之一。即使某一特殊的睡眠障碍在临床表现上似乎是独立的，仍有许多精神或躯体因素可能与其有关。

（2）"失眠"不同于"失眠症"："失眠"不同于"失眠症"，睡眠障碍也不只是失眠，失眠症属于非器质性睡眠障碍的一种。失眠可引起病人忧虑或恐惧心理，并导致精神活动效率下降，妨碍社会功能。而"失眠症"则是有一定的失眠发作频度、程度及持续时间，存在长期睡不好的现象，而且白天精神萎靡，疲惫无力，情绪不稳，注意力不集中，有时还有心慌、心悸等植物神经功能紊乱等现象……

失眠与失眠症的本质区别在于失眠不是病，是一种症状表现，而失眠症则是一种病。一个人一生中不可能从不失眠，但可能不患失眠症。如果偶尔失眠，一般机体会自我调控，第二天就能调整过来。但如果每天失眠，持续了两周，或者每周至少失眠三次，持续了四周，并且白天有精神萎靡、思考困难、躯体乏困等明显的症状，那就患上了"失眠症"。

如果失眠是某种躯体疾病或精神障碍（如神经衰弱、抑郁症）症状的一个组成部分，不另诊断为失眠症。失眠的人在就寝时，会感到紧张、焦虑、担心或抑郁，并经常过多地考虑如何得到充足的睡眠、个人问题、健康状况，甚至死亡。他们常常试图以服药或饮酒来缓解自己的紧张情绪。在清晨常感到心身疲劳，不能清醒，白天感到抑郁、担心、紧张、易激惹和对自身情况过于关注。由于某些心理社会应激几夜没睡好，不应诊断为失眠症。

失眠症状持续时间是失眠症诊断的主要依据之一。为了确诊失眠症，要求病人的失眠必须每周至少发生3次且持续1个月以上，并对失眠及其后果过分关注，由此引起了明显的苦恼或影响了社会功能。失眠症的发生有随年龄的增长而增加的趋势，其病程可随时间而改变，具有迁延或复发趋势。失眠症是一种持续相当长时间的睡眠的质和(或)量令人不满意的状况。在诊断失眠症时，不能把一般认为正常的睡眠时间作为判断偏离程度的标准，因为有些人（即所谓短睡者）只需要很短时间的睡眠，却并不认为自己是失眠病人。相反，有些人为其睡眠质量之差痛苦不堪，但他们的睡眠时间从主观上和(或)客观上看都在正常范围。在失眠者中，典型情况是由应激导致反复失眠，而失眠的人会对失眠越来越恐惧，并过分关注其不良后果，由此形成恶性循环，使得失眠持续存在。失眠症多见于妇女、老年人，以及心理功能紊乱和社会经济状况差的人，离婚、丧偶或分居是失眠的危险因素。

综上所述，可以理解为失眠是睡眠障碍（包括失眠症）的一种临床表现形式，失眠症归属于一种非器质性睡眠障碍。

三、总想知道自己为何失眠的大刘

案例介绍

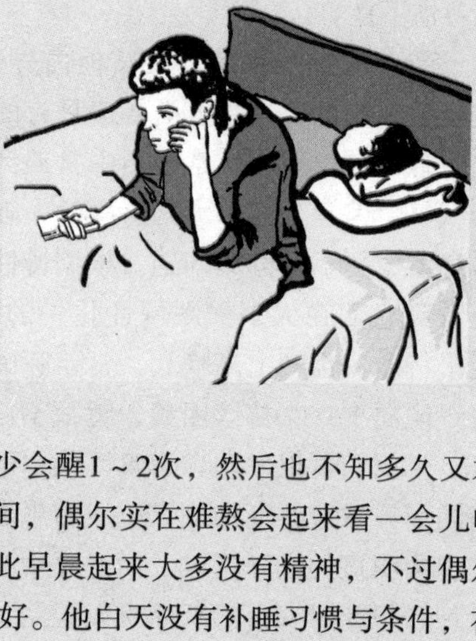

大刘是位36岁的普通工人，他来就诊是希望医生能告诉他常年入睡和睡眠维持困难的原因。据他所说从幼年记事起就存在入睡困难，后来他母亲告诉他甚至新生儿期他就显得比同龄人睡得少。现在他一般10点左右就上床，但翻来覆去至少1小时以后才能睡着，他觉得自己睡得也特别浅，半夜至少会醒1～2次，然后也不知多久又才睡着，他经常看床头的钟算着时间，偶尔实在难熬会起来看一会儿电视。一般他整晚睡4～5小时，因此早晨起来大多没有精神，不过偶尔睡到7小时就会令他晨起感觉特别好。他白天没有补睡习惯与条件，在家或其他地方也没什么区别。他服用一些助眠药，效果时好时坏，其他试过的中草药、针灸、按摩等方法都未能令他在睡眠时间与质量上有明显改善。他没有饮酒和服用振奋药的习惯，但常会嚼烟叶提神。其母与外婆据说都有类似失眠，但父亲和同胞哥哥却没有睡眠问题。

案例分析

根据睡眠障碍国际诊断标准，考虑特发性失眠或儿童期发作的失眠，它可能与睡眠—觉醒系统神经调控机制失衡有关，或者醒觉中枢过于活跃或者睡眠中枢活性低下。患者往往在出生后数周即可表现入睡或睡眠维持问题，失眠的严重程度可能会存在差别。睡眠潜伏期延长，睡眠中间以多次觉醒并可能存在睡眠阶段异常，如眼动很少的睡眠，单位睡眠体动也少于正常睡眠，提示神经系统器质性改变。白天注意和警觉下降，精力不足。可能有情绪调节问题，但并不表现明显的抑郁或焦虑。特发性失眠可能终生难以获得充分睡眠，并发症如抑郁症，药物滥用等同其他原发性失眠。因长期失眠，照例存在睡眠卫生习惯不良。

受心理或身体痛苦或其他内外环境刺激影响，任何人均会呈现数晚睡眠扰乱，这是人类普遍具有的经验，这些睡眠扰乱大多一过性或短暂存在，作为日常生活中常遇到的问题甚至未经医学处理即可自行恢复。但是上述像大刘这样的失眠往往在事件解决后仍持续存在，本身形成严重的健康问题。根据慢性失眠的病因模式，我们可以大略地看到它们在大刘失眠慢性化中的作用：①素质因素，过度担忧的性格特质，生理上高唤起，常年睡眠较浅（有些人还有家族遗传易于失眠倾向）；②持续因素，睡眠不好的预期和不良应对（睡眠卫生不良）。我们可以发现患者常因偶尔的失眠而增加对睡眠的关注，然后如同滚雪球般逐渐加剧直至成为患者主要健康问题。有时失眠也并不表现为明显的入睡困难，而是睡中醒来不能继续入睡，而阻碍睡眠的各种联想此时变得活跃而难以控制。偶尔在另外的环境如起居室会睡得特别好，因此这些患者来睡眠室检查当晚往往会有意外好的睡眠，自然是预期努力入睡习惯被无意打断的缘故，不过照例不会持久，因为新的阻碍睡眠条件很快就形成。如果没有合理干预，此种失眠可能时轻时重存在多年，有些人可形成服用助眠药或饮酒习惯，白天则依靠咖啡等提神（大刘是靠嚼烟叶提神）。这种情形本身也使得患者罹患精神疾病如抑郁症等几率增加。健忘或工作业绩下降，交通事故等意外也是其可能的影响。

相关知识链接与思考

1. 失眠的现状

失眠是当今社会的普遍问题。失眠是由睡眠时间不足和睡眠质量差等主观感受等组成的综合征，因此它并非是一个明确的临床诊断名称。国际上推荐以进入睡眠障碍和睡眠维持障碍取代失眠。进入睡眠障碍是指不能顺利、自然地进入睡眠；睡眠维持障碍是指不能保持睡眠状态或在睡眠周期中醒来后，不能再次进入睡眠。

世界卫生组织曾做过一项调查，全球有27%的人有睡眠问题。中国在2003年部分城市的调查资料显示，曾经或现在有失眠的人占45%左右，在中国有40%～50%的人存在睡眠问题。失眠症的发病率高达10%～20%，上海有30%的人患失眠症，其中，女性多于男性。在职业分布上，管理人员，包括经济管理与行政管理占首位。而更有趣的是，财会人员中有失眠状况的相当多，这可能是跟经常要接触到数字，老板的要求高，压力比较大有关。在我国对上海、北京、广州、南京、天津和杭州这6个主要城市的睡眠问题调查中发现，成年人在过去一年中出现有睡眠问题、失眠症状的达到40%～60%，略高于国际上的平均水平。

这说明，也许大家是知道睡眠的重要性了，然而究竟如何针对自身的实际情况进行改善呢？高质量的睡眠该如何拥有？可惜的是，看病的人只占发病的20%。比如很多白领都存在睡眠问题，去就诊的却非常少。这也许就是大多数存在睡眠问题的国人的一声叹息。

到底是失眠还是失眠症？在前面已叙述过，故不再赘述。而导致睡眠问题的主要原因有3点：家庭感情、人际交往、工作压力。存在睡眠问题人群依次为：中年人、老年人、年轻人。

过去认为失眠主要是老年人的问题，他们晚上睡不着，早上醒得早。但目前情况却大有变化，失眠人群在年龄分布上则与国际接轨，以35～55岁的中年人居多，因为他们承受经济及生活压力最大。以前的文献记载及20年前的观点认为，失眠是“虚症”，但事实上现在失眠的人并不虚弱，反而表现为“亢奋”：心烦、兴奋、脸红、嗓门大、精神好，睡不着。

研究显示，40%的失眠患者通过酒和非处方药物自我治疗，只有20%的患者看过医生并接受治疗。但是高达2/3的患者表示对自身的失眠状况和类型及其接受的治疗起到什么作用一无所知。这种所谓的治疗效果难以保证，且有很多隐患。如容易造成“镇静安眠药物的依赖”等。当前的中国社会，绝大多数临床内外科医生并未接受过正规的睡眠医学培训。因此在临床中难以通过适当的问诊和检查对失眠及其成因做出正确的评估，更不能对患者的睡眠习惯做出准确的评价和提供专业的睡眠卫生指导。

2. 焦虑、抑郁是失眠中最常见的原因

随着现代社会人们生活节奏的加快，社会心理压力的增加，焦虑和抑郁已经成为现代人的最常见的负性情绪。一般来说，焦虑、抑郁是失眠最常见的原因，曾几何时，“心烦”“郁闷”，悄然成为都市人们的口头禅。焦虑与抑郁的影响的确在不断升级。有识之士一度疾呼，现代都市人亟须心理减压。焦虑是人类一种十分重要的心理反应，它有助于机体躲避或逃离危险。焦虑是人为了生存发展做出的一种适应机制，适度的焦虑可以使人及时采取行动脱离险境，然而过分的焦虑则让人惶惶不安、不知所措。长期的焦虑会导致人的免疫力下降，心脑血管疾病的发病率显著上升。

现代社会，焦虑已经成为人们日常状态的一部分。工作中的轻、中度焦虑，可以集中我们的精力高效率地完成既定的任务。一旦我们把焦虑带到睡床上，焦虑启动的醒觉维持和导致的大脑皮层兴奋都会扰乱我们的睡眠节律。长此以往，我们的睡眠就成了问题，成了问题的睡眠又会引起新的焦虑，如此循环往复，这样睡眠就更加困难了。

抑郁近年来更是被喻为世纪情绪。抑郁，就是不高兴，也是人们常说的郁闷、压抑，它在不同的人身上有着不同的表现。青春期的抑郁是很常见的，有一首很著名的词“少年不识愁滋味，为赋新词强说愁”。少年其实是知道愁的，这种愁就是抑郁。对许多文学家来说，抑郁让他们为后人留下宝贵的精神财富，比如文王拘而演《周易》，仲尼厄而作《春秋》。抑郁也表现为对周围事物环境的兴趣减退，内在的动机缺乏。抑郁也常常表现为身体的不适，最常见的就是头痛与失眠。

抑郁直接影响植物神经系统，导致多系统的生理功能紊乱。不论直接还是间接，都干扰正常的睡眠节律。抑郁也可引起心神不宁、心烦意乱，还可让患者在夜晚浮想联翩，但却尽是一些不愉快的事情。最糟糕的是抑郁引发焦虑情绪。这些都可能使失眠迈向不归路。

由于文化的限制，我们不善于表达甚至忽视自己的情绪，失眠一出现就牵动我们已经敏感了的神经，成为我们关注的焦点。这样，我们就更加忽略了导致失眠的抑郁情绪，更不会去寻求帮助，而对待失眠问题，我们可以大张旗鼓地求医问药或告诉亲朋好友寻求心理支持。忽略了失眠背后的情绪因素，只针对失眠，治标不治本，抑郁情绪不改善，失眠是难以根除。

消除失眠以及失眠带来的种种困扰的第一步是能辨明失眠究竟因何而起。我们反复强调失眠首先是一种主观不适的诉述，这种经历正常睡眠的扰动从其时间历程来看，可以是一过性（偶尔或持续数日）的，短暂的（持续数周），也可以呈慢性、反复持久出现。一个人经历失眠的原因可能很单纯、明显，也可能复杂、涉及多层面或难以捉摸。失眠的时间历程特征与其原因的复杂与否往往存在一定联系。一般说来，不管你是昨晚睡得不好，还是怀疑自己得了失眠症，都也先别着急找药吃，而是要首先判断原因。一般失眠的原因基本可以分为5大类：一是精神心理因素，包括情志不悦、精神过劳、担心惊吓等，这部分原因占了一半以上，其中焦虑和抑郁是失眠中最常见的原因；

二是疾病因素，包括躯体疾病和其他精神疾病，如心脑血管病、胃肠病、肝病、内分泌疾病、慢性咽炎、呼吸道疾病、颈椎病、抑郁症、焦虑症等，这部分人快占到20%；三是药物因素，因其他疾病服用药物而产生副作用，如扩张血管药、降血压药、大多数抗菌素、激素、抗痨药、减肥药、抗肿瘤药等。有些人在冬令时节不征询医生的建议，自己乱进补也会诱发失眠；四是环境因素，如三班倒、经常出差、马路边住房、房屋拆迁等；五是体质因素，这类因素多为先天，个人体质对外部环境的变化敏感，这样的人一般从小就聪明，责任心强，力求完善，凡事容易上心，有的人欠债20万元也能晚上呼呼大睡，可他们不是。

一过性的失眠十分普遍，很少有人一生中未经历过偶尔的入睡延迟或睡眠连续性中断，尤其在遇到压力、经历兴奋或有所期待之时，或者有移居至高海拔地区，经历跨时区飞行，夜班工作等环境变化，这些失眠者很少因此而就诊，当然医务人员在类似情形下自身会有同样的体验。随着相关因素的纠正或调节，失眠有关的症状以及带来的白日问题会很快缓解。由于大多数人的这种失眠出现快，时间也短，很难成为医学问题而需要医疗评估和处理。

短期失眠因更严重、持久的压力或应对一过性失眠方式不良而可能持续数周。其中最严重的情况是部分短期失眠者可能过度关注或干预自己的睡眠模式，形成条件化联系（睡眠与担心失眠的焦虑、想像等），可能促进失眠持续，形成慢性失眠。因此短期失眠的处理不仅可以减轻失眠带来的困扰，而且是预防慢性失眠的重要措施。

慢性失眠的原因大多已经很难一眼看出，绝大多数病例事实上也不止一种原因，而不同的原因临床表现却往往十分相似，因此具体分析个体特定的病因，是慢性失眠获得有效处理的前提。慢性失眠病因分析综合起来说，一是慢性失眠者往往存在某种易患素质（包括遗传因素、体质、性格特质、原本睡眠—觉醒生物节律以及年龄与性别等），在一定诱发条件下呈现失眠发作，如果个体缺乏适当应对（不良的睡眠卫生），睡眠行为建立了适应不良的条件反射，或环境存在某种不利的情况，则易于使得原本短暂的失眠持续、反复而成为慢性失眠；二是慢性失眠者存在诱发因素（生活事件、躯体疾病、情绪波动等）；三是持久因素（床上时间过长，白日补睡过多，条件化联系等）。

3. 失眠是一种心身现象

我们前面说过，人是一个整体，睡眠不仅是一种生理现象，也是一种心理现象。由于看不到心与身是一个整体，许多身体的不适和疾病都被忽略了心理方面可能存在的原因。80%以上的失眠跟心理因素有关，也可以理解是人为的失眠，不是真正的不可逆的失眠。因此，对于人类来说，心理社会因素不仅为许多人带来了痛苦，同时也制造了高额的社会成本，并使很多人付出了昂贵代价。现代心身理论指出，传统意义上的心理过程与生理过程正在走向统一。行为及心理状态可以影响人的健康，并且我们正在揭示这种作用的生物学机制。同样，我们也可以利用生物学的手段来干预人的行为和心理状态。

在这样的理论背景下，我们来分析失眠就显得顺手许多。从临床的角度来看，大部分失眠不是疾病，只是一个附属“症状”，是许多原因引起的，可以是躯体疾病伴发的症状，可视为不良生活习惯、环境因素引起，也可起因于某些生活事件的刺激。

来自各方面的压力是现代社会失眠发生率急剧上升的重要原因，75%的失眠者在他们的失眠刚开始前经历过一次或多次应激性事件。绝大多数人遭受某种应激性事件后，会暂时性失眠。一旦问题解决、压力消除或者自身主动适应了压力的变化，睡眠即能恢复正常。人靠意志能迅速调整自己的心态，能够正确对付外部的压力因素。某些严重的慢性失眠患者不能及时处理心理社会方面的问题或者处理不当，使失眠持续迁延，最后失眠成了他们的压力因素。

必须指出，在演变成失眠症的过程中，人格弱点起了重要的影响作用。这些患者在上床后感到难以入睡，常常将足够的睡眠与健康、工作和人际关系联系起来，结果导致他们入睡前紧张，形成恶性循环：失眠—紧张—渴望好的睡眠—更紧张、焦虑。形成失眠恐惧，这恰好就是形成失眠迁延不愈变成慢性失眠的原因！时过境迁，原来失眠的诱因和情绪早已消失或者克服，但失眠的症状却保留下来了。

在一项对失眠症患者的人格特征分析的研究中，我们发现他们倾向于求全、刻板、缺乏自信、有不安全感、压抑、自我否定等。因此，对待失眠问题，我们必须抛开传统的视角——失眠仅仅是一种生理现象，把失眠放在生理心理与社会的医学模式下重新审视。

4. 失眠与生物节律相关

人们长期以来就形成了一套适应环境的规律，如何时醒来、何时起床、何时工作、何时休息、何时睡眠都是相对固定的。神经系统、内分泌系统、免疫系统以及其他的内脏器官为了适应环境而进行协调和控制，使人体能适应环境的变化，医学上称为生物钟，也就是我们说的昼夜节律。正常的睡眠时间和节律与人体生理及心理健康关系密切，是反映身心健康的重要标志。一旦这种节律被打乱了，我们的睡眠也不可避免地要出现问题。

第--次出访美国的人们一定深刻体会时差对睡眠的影响。如果上午飞机起飞，到下午天就黑了，可是到晚上天又逐渐亮了，下飞机时正好是习惯上的上床之时，可当地却正是清晨，如何能入睡呢?在医学上，这被称为时差变化综合征，是指短时间内跨越多个时区飞行后所出现的一组生理方面的症状。一般说来，跨四五个时区以上的飞行以后，就会出现时差变化综合征。我们一起来分析一下，在原来生物节律睡眠期突然出现了唤醒行为，这样原来生物节律的睡眠被破坏，其控制的不同节律间的协调性受到损害，导致了失眠。所以，访美的第一重要的事情，就是倒时差。看来，克服时差给人体带来的影响，要预先做好准备。如坐上飞机就要开始适应目的地的生活作息制度，在飞机上尽量设法入睡，也可以服用一些超短效的催眠药等，以免到了目的地后不适应。

所谓时差我们现在已经清楚，就是原来相对稳定的生物钟的节奏被打乱了。我们来看另一种情形——倒班，原来该睡觉的时间却要上班，原来该活动的时间却要睡觉，这样失眠也同样不可避免地发生了。适应能力强的人在一两天内就能重新建立起新的生活节奏，把生物钟调整好，以适应新的生活环境。可怜的是有些适应能力差的人，也许要调整十来天，甚至一个月，才能重新建立新的生活节奏，这段时间对他们来讲简直是灾难性的。他们白天昏昏沉沉，头脑不清醒，工作效率低下，可是到晚上却精神抖擞，头脑清醒，不能入睡。如果我们内源性生物节律调控中枢或管理睡眠和觉醒的系统出现问题，一样可以引起我们丧失睡眠与觉醒的昼夜规律性而出现失眠。

5. 失眠与当今社会

我们除了知道失眠是一种心身现象、焦虑、抑郁是失眠最常见的原因、失眠与生物节律相关外，现代的人们还面临新的困惑，难以排解失眠的侵扰。

（1）利益驱使：当代社会的经济蓬勃发展，人们在利益的驱动下，马不停蹄地向前、向前、再向前，仿佛只有这样才能证明自己的价值。在这样一个信息充盈、消费膨胀的社会，无论从哪个方面来看，都不赞许人们拥有太多的休息时间。研究发现，20世纪初工业化以来，人们的睡眠时间已经大幅减少，从9.5小时/天下降到了目前的7小时/天左右，越来越多的人处于慢性社会性睡眠剥夺中。而且，很多国家的相关机构还在研究怎样减少人类睡眠的科学办法，比如日本的某科研机构就正在研究一种药剂，声称可以无害地减少正常人每天一个半小时的睡眠时间！信息社会，各种信息纷繁复杂，纷至沓来，让人眼花缭乱、目不暇接。休息一分钟，就有一分钟的信息无情地溜走，就有可能导致竞争中的被动，甚至失败。消费的社会，各种商品如潮水般涌来，你消费越多，商品就越多，你不停地消费，社会就不停地发展。停止消费已成了不敢想像的事，而煤气表、电表、电话、物业管理费等费用即使你在睡眠中也在消费。一天之中，我们休息了1/3的时间，就等于社会的发展速度减慢了1/3啊!

总之，信息越多，消费越多，占用我们的时间就越多，剩下来用于睡眠的时间就越少。

（2）不健康的生活方式：不健康的生活方式也极大地影响着我们的睡眠。由于工作的压力，都市的“夜猫子”逐渐增多了，白天不能完成的任务，必须在晚上完成。此时，正常的倦意袭来，然而这样的正常对他们而言成了不正常，必须予以遏制。茶、烟、槟榔和咖啡、酒精等成瘾物品，就成了他们必备的良药。当他们终于结束了一天的工作，到了可以睡觉的时候，那些“良药”，引发的大脑皮层兴奋却还没有平复，使得他们躺在床上辗转难眠。明天还要上班还有工作，怎么办？安眠药自然就闪亮登场了！在安眠药的获得变得极为容易的

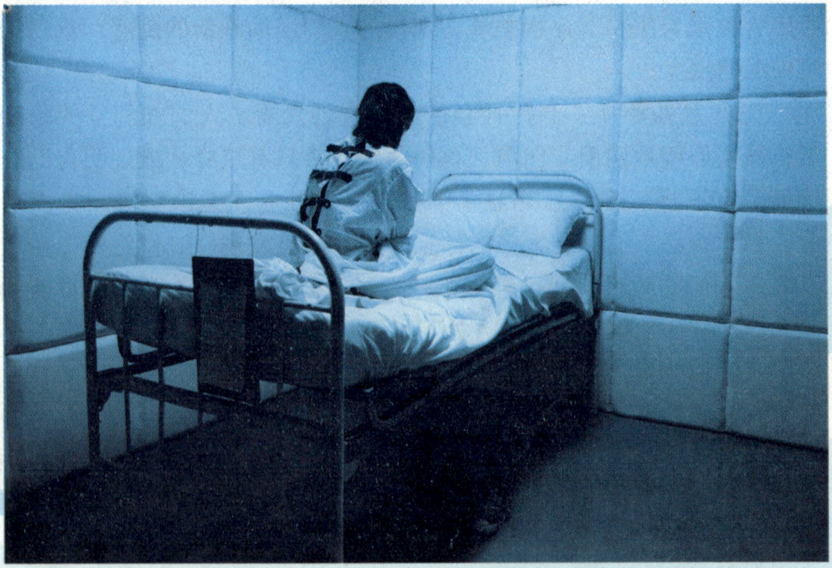

今天，人们想到的辅助睡眠的唯一方式几乎就是使用安眠药了。尽管对很多人而言，一颗安眠药并不一定比维生素片更管用(在这里维生素片是安慰剂，30%的人服用安慰剂后能够良好入睡)，而现代医学是禁止这类善意的欺骗的。于是，这样矛盾的行为模式便出现了:人们夜深欲睡，工作没有完成，服用兴奋类制品促醒，到了睡眠时间难以入睡，服用安眠药促睡，久而久之，正常的睡眠节律就会被彻底地打乱，失眠就成了一件注定要发生的事实！另一方面，生活方式的不健康，同时也导致了慢性疾病的大大增加，比如高血压、冠心病、肥胖、慢性疼痛、药物滥用以及精神疾病等，这些疾病都会影响我们的睡眠。

（3）社会期望：睡眠在当今社会既然不是一项被赞许的行为，如果我们仍然要保持合适的睡眠，那注定不是一件容易的事，甚至还可能面对一定的压力。从某种程度上来说，失眠已被我们现存的社会默许了。对于这一点，无疑，作为个体的我们，从心理和生理两方面来讲，都是无法接受的。不能接受事实的人，当然他的失眠也只有持续下去，直到他接受为止。在中国传统的观念里，神经衰弱是勤奋、用功、努力的标志，是受鼓励、值得嘉赏的行为。所以，在老百姓眼里，失眠等于神经衰弱。是不是我们接受了自己失眠的事实，我们的睡眠就会改善吗?我们将在失眠的防治中谈到这个问题。

6. 失眠与环境

夜晚，让你的卧室尽量的黑暗，找出卧室中的罪魁祸首：发着红光的闹钟显示；手机或个人数字助理设备的充电器上的红色指示灯；电脑显示屏；无绳电话的指示灯；时钟和计时器。即便是最微弱的一点亮光也会影响松果腺分泌睡眠激素，并因此影响了睡眠节奏。隐藏或移去闹钟，遮盖所有电子设备的亮光，如果窗户对着亮光，就使用暗色或不透光的布帘。如果以上这些做不到，那就戴个眼罩吧！如果在半夜醒来，去卫生间的时候也尽量保持灯是熄灭的，也可以用手电筒或借助夜晚的星光。

每个人对睡眠环境的要求不尽相同。有些人只需一张床即可，有些人没有合适的香味、睡前音乐、点心则难以入睡。想必我们都记得安徒生童话里那位被28床棉垫下的一粒黄豆搅得无法入睡的公主吧！尽管这个故事有点夸张，但不可否认我们每个人可能都有些特殊的睡眠习惯，离开了这些我们可能也要失眠了。一般来说，一个舒适安静、空气流通、有着合适的温度和湿度、光照适宜、清洁卫生、按个人喜好装饰的卧室，是保证健康睡眠的重要条件。进入21世纪的中国，人们的物质生活不断丰富，但也面临环境的污染——大气、土壤和水源污染等，这些我们都很清楚。在城市生活的人们通常更愿意待在家里，因为他们认为家里的污染似乎要比外面少许多。近10年以来，有关专家与学者指出，室内空气污染比室外更严重，而且对人体造成的危害更大。谈到这里，有些朋友可能会认为是因为家庭装修造成的短暂现象，只要装修后不是很快入住便不会有什么问题。其实不然，室内空气的污染物有很多，如空气清新剂、清洗剂、各种杀虫剂、除臭剂、干洗的衣物、墙壁涂料、壁纸、油漆、黏合剂、积满灰尘的地毯等等，加上现代房屋密闭程度增加，对人们的健康造成不可小视的威胁。睡在这样的环境中，我们的睡眠如何能变得安稳，我们的美梦如何做得出来?难怪那些到乡下度过假的人们，最深的体会不是空气有多么新鲜，而是做了一夜的好梦啊!当然，还有其他的原因，但睡眠环境确实是好了很多，这点是不容忽视的。睡眠环境除了室内空气的质量外，还涉及卧室的结构和布局，卧室的温度和湿度，还有寝具的舒适与合理程度。

卧室的陈设装修应以简洁、实用、整齐、舒适为原则，避免拥挤、杂乱，要留有一定的空间以减少压抑的感觉。卧室的布置按个人喜好，淡雅、温馨，使人有轻松感。与卧室气氛关系最密切的是墙壁、窗帘、天花板的颜色，适宜的颜色会使你走进卧室后自然而然地产生一种安心想睡的感觉。卧室应该避免红和黑、黑和白、黄和黑等强烈的对比配色以及像紫色和草绿色那种令人炫目的颜色。如果住在这种配色的房间内，除非进去就睡觉，否则会引起情绪不安而难以入睡。适宜温度和湿度也是很重要的，人体生理学研究表明，室温在20~25℃之间，人的新陈代谢水平最稳定。外表美观、使用舒适、质量合格、有益健康的寝具对有些人来说，也不是无足轻重的东西。特别是有某些疾病的病人，或者极其挑剔、敏感的人，他们对睡眠环境的要求更显苛刻，一点点不合适就直接导致当晚的失眠。

安静、舒适的环境是睡眠的基本条件。现在是和平时期，不是战争年代，完全有可能找到这样的环境。要想拥有良好的睡眠，必须有这么一个环境。如果环境杂乱不安，心神难以安定而入眠。故卧室避免朝着街市闹区或在室内加隔音墙，室内适当布置，舒雅而美观，空气流通而清新，保持适宜的光线和温度，这样才有利于保持愉快的心情安然入睡。

四、到处就诊想查出失眠的宋小姐

案例介绍

宋小姐是34岁都市白领，她到处就诊是想请医生对她的睡眠做出评估。据她回忆自4岁起就有失眠问题，最近几年越来越严重，甚至有些晚上彻夜不能入睡。她大多晚上9～11时之间上床，但要3～4个小时才能入睡，而且常1～2小时就会醒来，次日就觉得非常疲惫。她服过很多不同的助眠药。她觉得自己在任何地方都难以入睡。她有饮咖啡的习惯，也喜欢吃巧克力。没有其他睡中异常，身体检查正常。多导睡眠图显示她实际睡眠6.8小时，有5次无明确原因醒觉，但次日询问她睡眠主观感觉，她自己觉得至多睡2小时。

案例分析

宋小姐的失眠系主观失眠，在国际上也称睡眠状态误认，有人也称失眠错觉或假性失眠。宋小姐的失眠缺乏客观检查依据支持，因而她总想通过做些检查把它查个水落石出。其主诉有长期存在的入睡困难、眠浅、醒后不解乏或白日多瞌睡但多导睡眠图或多次小睡试验均无相应客观表现。类似典型的病例常诉有数日完全不能睡眠，他们也常质疑客观检查之正确而不考虑自己实际睡眠状况可能的误认。其原因目前尚不清楚，某些患者具有心理生理性因素。

相关知识链接与思考

在睡眠障碍的诊断过程中，通过问诊和体检了解相关病史很关键，但是睡眠障碍大多是功能性的问题，且功能性失眠属于精神心理问题，病人及家属提供的病史很难全面地反映病情，常常需要借助现代的评估技术，将睡眠障碍的程度具体量化，有助于病情的诊断和疗效的评估，那么有什么心理测量能测出来呢？常用睡眠监测仪（多导睡眠图仪）、量表评估等。

1. 多导睡眠图简介

多导睡眠图是1957年由Dement和Kleitman创建，用于记录分析病人整夜睡眠中的脑电图、肌电图、心电图、血氧饱和度等信息，特别是对受试者的睡眠结构和进程可以进行详细的记录和评估。因其监测的参数多，能比较客观反映病人睡眠情况，是目前检测睡眠公认的“金标准”。它是通过多导睡眠监测仪来完成，而多导睡眠监测仪是至今唯一可以客观地、科学地、量化地记录和分析睡眠的仪器，可以了解入睡潜伏期、觉醒次数和时间、醒起时间和睡眠总时间等，形成多导睡眠图，国际上均有统一量化标准，因此可以客观评估失眠特征，有助于区分某些失眠症类型并发现其失眠的病因，此外，对于睡眠呼吸障碍以及一些与失眠有关的神经系统疾病如发作性睡病以及各种睡眠期行为障碍疾病，如夜游症、夜惊症、夜间惊恐发作、伴随梦境的粗暴动作等也具有诊断价值。其中常用于失眠症诊断，因比较专业，需到专科医院就诊才能完成此过程。

2. 量表评估技术

对于睡眠的量表评估一般分睡眠质量评估量表及睡眠相关功能状态评估量表。临床上也常用一些制定好的量表来较为客观地收集某些与失眠相关的情况并可以相对地评估这些情形的程度，与睡眠有关的常用的心理量表主要有：匹茨堡睡眠质量指数、阿森斯（Athens）失眠量表；睡眠卫生意识和习惯量表；睡眠信念和态度量表、睡眠行为量表、嗜睡量表等等。现将含有睡眠、失眠因子的常用量表加以归纳总结，部分附上相应的量表及解释，然后介绍给读者。

（1）匹茨堡睡眠质量指数量表是由美国匹茨堡大学医学中心精神科睡眠和生物节律研究中心睡眠专家Buysse DJ等人于1993年编制，用于评估被试者最近1个月的睡眠质量，量表由19个自评条目和5个他评条目组成。其中，19个自评条目可以组成=7个因子：睡眠质量、入睡时间、睡眠时间、睡眠效率、睡眠障碍、催眠药物、日间功能。每个因子按0～3分等级计分，各因子等分总和为其总分，5个他评项目不参与计分。总分范围0～21，得分越高，表示睡眠质量越差，以总分=7为分界值。该量表可以评估一般人的睡眠行为习惯，也可用于临床病人睡眠质量的综合评估，且于多导睡眠图的监测结果相关性较高。被试者完成试问需要5～10分钟。

匹茨堡睡眠质量指数：由皮特斯伯格精神科医生Buysee博士等人于1993年编制，主要用于评估受试者的主观睡眠质量。此表已在国内由刘贤臣等于1996年译成中文，并进行信度和效度检验，认为适合国内患者应用。

如果你怀疑近一个月睡眠质量有问题，不妨做个测试？

表3 匹茨堡睡眠质量指数量表

姓名__________ 性别_____ 年龄_____

指导语：以下的问题仅与你过去一个月的睡眠习惯有关。你应该对过去一个月中多数白天和晚上的睡眠情况作精确的回答，要回答所有的问题。

1. 过去一个月你通常上床睡觉的时间是？（请按24小时制填写）

上床睡觉的时间是　　　　点　　　　分

2. 过去一个月你每晚通常要多长时间(分钟)才能入睡？

①小于15分钟　②16～30分钟　③31～60分钟　④大于60分钟

3. 过去一个月每天早上通常什么时候起床？

（请按24小时制填写）起床时间　　　点　　　　分

4. 过去一个月你每晚实际睡眠的时间有多少？

每晚实际睡眠的时间　　小时　　分钟

过去一个月你是否因为以下问题而经常睡眠不好（以下第5～13个问题前都显示此表述）

5. 不能在30分钟内入睡

①过去一个月没有　②每周平均不足一个晚上

③每周平均一或两个晚上　④每周平均三个或更多晚上

6. 在晚上睡眠中醒来或早醒

①过去一个月没有　②每周平均不足一个晚上

③每周平均一或两个晚上　④每周平均三个或更多晚上

7. 晚上有无起床上洗手间

①过去一个月没有　②每周平均不足一个晚上

③每周平均一或两个晚上　④每周平均三个或更多晚上

8. 不舒服的呼吸

①过去一个月没有　②每周平均不足一个晚上

③每周平均一或两个晚上　④每周平均三个或更多晚上

9. 大声咳嗽或打鼾声

①过去一个月没有　②每周平均不足一个晚上

③每周平均一或两个晚上　④每周平均三个或更多晚上

10. 感到寒冷

①过去一个月没有　②每周平均不足一个晚上

③每周平均一或两个晚上　④每周平均三个或更多晚上

11. 感到太热

①过去一个月没有　②每周平均不足一个晚上

③每周平均一或两个晚上　④每周平均三个或更多晚上

12. 做不好的梦

①过去一个月没有　②每周平均不足一个晚上

③每周平均一或两个晚上　④每周平均三个或更多晚上

13. 出现疼痛

①过去一个月没有　②每周平均不足一个晚上

③每周平均一或两个晚上　④每周平均三个或更多晚上

14. 其他原因，请描述过去一个月你是否因以上原因出现睡眠不好?

①过去一个月没有　②每周平均不足一个晚上

③每周平均一或两个晚上　④每周平均三个或更多晚上

15. 你对过去一个月总睡眠质量评分

①非常好　②尚好　③不好　④非常差

16. 过去一个月，你是否经常要服药(包括从医生处方或者在外面药店购买)才能入睡?

①过去一个月没有　②每周平均不足一个晚上

③每周平均一或两个晚上　④每周平均三个或更多晚上

17. 过去一个月你在开车、吃饭或参加社会活动时难以保持清醒状态?

①过去一个月没有　②每周平均不足一个晚上
③每周平均一或两个晚上　④每周平均三个或更多晚上

18. 过去一个月你在积极完成事情上是否有困难?
①没有困难　②有一点困难　③比较困难　④非常困难

19. 你是与人同睡一床(睡觉同伴，包括配偶等)或有室友?
①没有与人同睡一床或有室友　②同伴或室友在另外房间
③同伴在同一房间但不睡同床　④同伴在同一床上

如果你是与人同睡一床或有室友，请询问他(她)你在过去一个月是否出现以下情况（以下每一个问题前都显示此表述）

20. 在你睡觉时，有无大鼾声
①过去一个月没有　②每周平均不足一个晚上
③每周平均一或两个晚上　④每周平均三个或更多晚上

21. 在你睡觉时，呼吸之间有没有长时间停顿
①过去一个月没有　②每周平均不足一个晚上
③每周平均一或两个晚上　④每周平均三个或更多晚上

22. 在你睡觉时，你的腿是否有抽动或者有痉挛
①过去一个月没有　②每周平均不足一个晚上
③每周平均一或两个晚上　④每周平均三个或更多晚上

23. 在你睡觉时是否出现不能辨认方向或混乱状态
①过去一个月没有　②每周平均不足一个晚上
③每周平均一或两个晚上　④每周平均三个或更多晚上

24. 在你睡觉时你是否有其他睡不安宁的情况，请描述
①过去一个月没有　②每周平均不足一个晚上
③每周平均一或两个晚上　④每周平均三个或更多晚上

算算看，你得多少分，睡眠质量有问题吗?

（2）睡眠卫生知识和习惯量表：由美国睡眠专家Lacks和Rotert编制，用于客观评估病人自己的活动和习惯对睡眠是有益的，还是有害的，还是没有影响，有助于了解病人的不良睡眠活动及病人的食物、饮料、非处方药中是否含有咖啡因、是否对睡眠有影响，了解病人对这些知识的知晓程度及存在的问题，也可用来评定环境因素对睡眠的影响程度。量表包括睡眠卫生知识、睡眠卫生习惯、咖啡因知识3部分，每个条目由0～7个数字评估，咖啡因知识较普及，此处不做介绍。

睡眠卫生知识量表的指导语：这是一项有关白天行为对睡眠影响的调查，主要是了解你的这些白天行为对睡眠质量或（和）数量影响的意见。请指出下列每个行为对晚上睡眠的影响程度，在每项中选择一个最符合您情况的数字。数字1、2、3是指对睡眠有帮助的程度，4表示对睡眠无影响，而5、6、7是指对睡眠干扰的程度。

表 4　睡眠卫生知识量表

以下行为对睡眠的影响	对睡眠有帮助			对睡眠	对睡眠干扰		
	非常	中等	轻微	无影响	轻微	中等	非常
（1）白天睡午觉或打盹	1	2	3	4	5	6	7
（2）上床去睡觉时饥饿	1	2	3	4	5	6	7
（3）上床去睡觉时口渴	1	2	3	4	5	6	7
（4）每天抽烟超过一包	1	2	3	4	5	6	7
（5）定期服用睡眠药物	1	2	3	4	5	6	7
（6）睡觉前2小时内剧烈运动或活	1	2	3	4	5	6	7
动	1	2	3	4	5	6	7
（7）每晚要睡同样长的时间	1	2	3	4	5	6	7
（8）睡觉前抽时间放松或松弛	1	2	3	4	5	6	7
（9）晚上吃含有咖啡因的食物、饮	1	2	3	4	5	6	7
料或药物	1	2	3	4	5	6	7
（10）下午或傍晚锻炼身体	1	2	3	4	5	6	7
（11）每天在同一时间醒来	1	2	3	4	5	6	7
（12）每天在同一时间上床睡觉	1	2	3	4	5	6	7
（13）晚上饮酒（如3杯啤酒或其他酒）	1	2	3	4	5	6	7

（睡眠卫生习惯量表的指导语：请您对下列每个行为指出您每周参与活动或经历的天数（0～7天））。根据您的情况，填写每周的平均天数，请注意每一项只能填一个数字。

（1）午睡或打盹　　（　）

（2）上床去睡觉时饥饿 （ ）

（3）上床去睡觉时口渴 （ ）

（4）每天抽烟超过一包 （ ）

（5）定期服用催眠药物 （ ）

（6）睡觉前4小时内喝含咖啡因的饮料（咖啡、茶等） （ ）

（7）睡觉前2小时内饮酒（如喝3杯啤酒或其他酒） （ ）

（8）睡觉前4小时内吃含咖啡因的药物 （ ）

（9）准备上床睡觉前担心睡觉的能力 （ ）

（10）白天担心晚上睡觉的能力 （ ）

（11）喝酒帮助睡眠 （ ）

（12）睡觉前2小时内剧烈运动或活动 （ ）

（13）睡觉受光线干扰 （ ）

（14）睡觉受噪声干扰 （ ）

（15）睡觉受睡同床人的干扰（如一人则填无） （ ）

（16）每晚要睡同样长的时间 （ ）

（17）睡觉前抽时间放松 （ ）

（18）下午或傍晚锻炼身体 （ ）

（19）晚上睡觉时您睡觉房间或床的温度舒适 （ ）

五、惊恐万分的刘教授

案例介绍

患者刘教授，女性，40岁，因反复心悸，气急，呼吸困难3个月住入心血管内科，住院期间因严重失眠而请心理科会诊。

会诊时询问病史得知：刘教授40岁，她一向很注重自己的身体，饮食非常注意，每天还坚持到附近的公园锻炼身体，一年到头很少进医院。然而在去年3月份，刘教授的一个40多岁的同事突然病倒，送到医院没两天就去世了，听说是得了心肌梗死。该同事住院期间，刘教授还曾去医院探望过。此后一周，不知为什么，刘教授就会莫名其妙地感到胸闷、心慌、心脏似乎要跳到嗓子眼了，同时还伴有气喘、呼吸困难，感觉如果不及时抢救的话，就会立即死亡。立即拨打120急救，可奇怪的是，送医院途中，刘教授便感觉已经什么事也没有了，心电图、心脏彩超等检查结果均正常。医生告知她，没什么事，回家好好休息就行了。可这种感觉，则让刘教授刻骨铭心，事后仍心有余悸。果然，在此后的日子里，每隔一段时间，这种情况就会不期而至，反复到多家大医院，甚至住院全面检查，也没有发现异常。

此后刘教授总是控制不住地担心，总是担心自己患了很严重的心脏病，可能医院没有检查出来，害怕自己会死掉；或是倒在全班学生面前，有失自己的尊严，于是不敢去上课；更不敢一个人上街，也不敢一个人待在家里；甚至睡觉也不敢，担心自己一觉睡下去就再也醒不来了，就算要睡觉，每次均不敢关手机，而且要将手机拨一下“120”，未接通前便挂掉，以免半夜发作时因找不到号码而延误了抢救的时机。开始时是不敢睡，后来想睡却睡不着了。为此刘教授苦恼不已，整天惶惶不可终日，她也不知道自己的身体到底出了什么毛病，怎么会变得如此胆小多虑？当刘教授将自己的顾虑向丈夫和同事、好友倾诉时，他们都不能理解，一般的医师也认为她是小题大做！甚至有的人认为她是在无病呻吟！

案例分析

该案例有几个特点：①该患者为中年妇女，白领阶层；②病前有诱因，其同事患心肌梗死，突然死亡；③患者莫名其妙地感到胸闷、心慌，同时伴有气喘、呼吸困难，感觉如果不及时抢救的话，就会立即死亡，但经常在送医院途中，便感觉已经什么事也没有了；④住院全面检查，也没发现异常；综上所述，该患者患的是惊恐障碍，其个性特征常表现为对现实不满意，对人生期望过高，对疾病的性质认识不清，凡事往坏处想，总担心结局不妙。长期处于一种高度警觉状态之中，势必会产生歪曲的认知。同时，患者往往有焦虑引起的肌肉紧张，自主神经功能紊乱引起的心血管系统与消化系统症状。为此苦恼不已，整天惶惶不可终日，最终想睡却睡不着了。

归纳上述特点发现本案例中的刘教授患上的是一种名为惊恐障碍的心理障碍。

相关知识链接与思考

1. 什么是神经症性失眠？

神经症性失眠是一种主要表现为焦虑、抑郁、恐惧、强迫、疑病症状，或神经衰弱症状的精神障碍所伴发的失眠。

惊恐障碍属于神经症，是一种急性焦虑发作。患者常在无特殊的恐惧性处境中，突然感到一种突如其来的惊恐体验，伴濒死感、失控感以及严重的自主神经功能紊乱症状。患者好像觉得死亡将至，胸闷、心动过速、心跳不规则、呼吸困难或过度换气、头痛、头昏、眩晕、四肢麻木和感觉异常，有的奔走、惊叫、四处呼救，有的伴有出汗、面部潮红或脸色苍白、震颤、手脚麻木、胃肠道不适、全身发抖或全身无力等症状，由于过度紧张害怕，常常伴有严重的失眠。

2. 神经症性失眠常见的类别

（1）焦虑症，又称焦虑性神经症，是神经症的一种临床类型，焦虑症分为两种类型：一是广泛性焦虑症，另一种是急性焦虑发作（惊恐障碍）。广泛性焦虑症以缺乏明确对象和具体内容的提心吊胆、紧张不安，同时伴有植物神经症状如心慌、口干、尿频、气紧、肌肉酸痛等为特征；而惊恐障碍是以反复不明原因的惊恐发作为特征。它们所伴发的失眠分别称之为惊恐障碍伴发失眠、广泛性焦虑症伴发的失眠。

（2）疑病症：疑病症又称疑病性神经症。其表现为对自身健康状况过分关注，常为自己身体极微小的变化而感到极大的不安。甚至深信自己患了某种疾病。常常诉说有某些躯体的特殊不适感觉，认为这些不适是由于患了某种严重的疾病，或是异物、虫子进入体内的结果。为此而忧心忡忡，四处求医。各种医学检查结果正常和医生的解释，均不能打消其疑虑，由它所伴发的失眠即为疑病症伴发的失眠；此类病人过分关注自己身体的反应，异常敏感，一般人不容易觉察的身体内部正常的生理活动，他却能觉察，如内脏血管的跳动、肠胃的蠕动等。患者对身体各种不舒服很敏感，而这种不舒服又往往成为他所认定的新“病变”的先兆。这样不断反复循环，便感觉到身体的“疾病”越来越严重了，失眠则是必然的了。

（3）神经衰弱：神经衰弱是指一种以脑和躯体功能衰弱为主的神经症，以精神易兴奋却又易疲劳为特征，表现为紧张、烦恼、易激惹等情感症状，及肌肉紧张性疼痛和睡眠障碍等生理功能紊乱症状。这些症状不是继发于躯体或脑的疾病，也不是其他任何精神障碍的一部分。多缓慢起病，就诊时往往已有数月的病程，并可追溯导致长期精神紧张、疲劳的应激因素。偶有突然失眠或头痛起病，却无明显原因者。病程持续或时轻时重。经过时间的推移，神经衰弱的概念经历了一系列变迁，随着医生对神经衰弱认识的变化和各种特殊综合征和亚型的认识，在美国和西欧已不做此诊断，在我国神经衰弱的诊断也明显减少，由它所伴发的失眠即为神经衰弱伴发的失眠。

3.神经症性失眠的处理

仅仅靠药物治疗效果欠佳。不但需要药物治疗，还需结合心理治疗，改变错误的认知，改变患者的生活习惯，纠正紊乱的生活节奏，尽量多运动，消除紧张不安和对疾病的担心等。心理治疗常见有认知治疗、行为治疗等方法。因此，应用认知疗法改变病人对疾病性质的不合理和歪曲的认知，运用行为治疗如放松训练、系统脱敏等治疗，往往可收到事半功倍之效。

对于此类失眠的治疗，尤其要注意对神经症根源的排解，分析此类患者出现失眠的原因在于对睡眠的过分关注，因为对睡眠质量的忧虑和担心增加了自己的心理压力而加重失眠。针对患者对睡眠的不正确的认识，采用睡眠健康教育也是治疗此类失眠的重要手段。此时，教育患者让其认识到：失眠不是一种严重疾病，一天或几天少睡几个小时没关系，遭遇失眠后不要紧张，要学会放松自己，要树立信心寻求合理、有效的方法来缓解失眠，而不要面对失眠时如临大敌，动用全身的力量与之相抗衡，这样只能适得其反。

六、担心有人害他而失眠的小刚

案例介绍

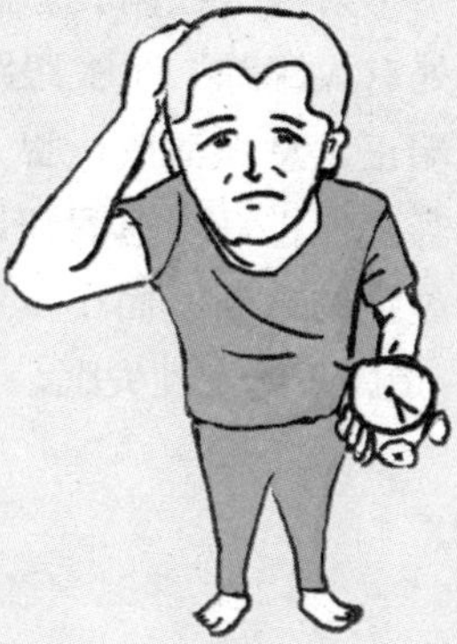

小刚，男性，30岁，已婚，某单位工程师，因担心有人害他、失眠半年入院。病前个性：孤僻、多疑、沉默、敏感。半年前患者在工作中与人发生过学术争论，以后出现失眠、少食，怀疑单位领导存心与他作对，每次在单位进餐后均有头昏、手胀、喉塞。怀疑是领导在食物中放毒加害于他。吃饭时总是反复检查饭菜，看没有异常后才吃。为寻找“解毒剂”，翻阅很多医学书籍，买了一些解毒补药，食后自觉很有效，近一个月来，怀疑领导串通医务室医生用“中子射线”控制其思想和行为，有时听到“中子射线”与他对话，评论他“老实，知识丰富”，命令他“不许反抗”。走在街上发觉“处处有人跟踪”。在家一提及单位事即很激动，指责家人“你们都不知道，当心上他们的当！”。吸烟增多，满面愁容，同事劝慰则更反感。到处求医，查肝功、心电图、拍胸片，认为身体已被搞垮。近日连续写控告信，并去公安局要求保护。晚上反复检查门窗，担心有人进来害他。上床后不敢睡，担心别人趁他睡着后加害于他。

体格检查未发现异常。精神科医师做检查时发现小刚意识清楚，仪态端正，智力正常，言答切题，表情紧张，所谈多为上述内容，有被害和被跟踪监视感，有时听到“中子射线”与他对话，但进一步追问却说不出道理，否认有病，拒绝治疗。

案例分析

本案例中的小刚病前个性孤僻、多疑、沉默、敏感。半年前已出现失眠及精神病性症状：有时听到“中子射线”与他对话（幻听），怀疑有人害他，怀疑单位领导存心与他作对，在食物中放毒加害于他（被害妄想），怀疑领导串通医务室医生用“中子射线”控制其思想和行为（物理影响妄想），走在街上感觉“处处有人跟踪”（被跟踪感）。体格检查未发现异常。精神检查，仪态端正，意识清楚，智力正常，言答切题，表情紧张，所谈多为上述内容，但进一步追问却说不出道理，否认有病。综上所述已符合精神分裂症的诊断。而小刚失眠就是由于出现精神病性症状，紧张害怕所致，是属于继发性失眠。

相关知识链接与思考

1. 什么是精神分裂症？

精神分裂症是一组对人们心身健康影响甚大，致残率甚高，但病因迄今仍未明了的严重的精神疾病。精神分裂症多起病于青壮年，常缓慢起病，具有思维、情感和行为等多方面的异常及精神（心理）活动的不协调。

精神分裂症病人的意识往往是清晰的，智能不受影响。病程多迁延，且反复加重和恶化，最后走向衰退。它是精神病中最常见的一组精神病，我国部分地区为0.09‰，根据国际精神分裂症试点调查(IPSS)资料，18个国家的20个中心，历时20多年调查3000多人的调查报告，一般人群中精神分裂症年发病率在0.2‰～0.6‰之间，平均为0.3‰。

2. 如何早期识别精神分裂症？

认识精神分裂症的早期症状是十分重要的，可以早发现及早治疗。急性起病者病前很难发现或者根本就不存在早期症状。大部分患者是在无明显诱因下缓慢起病，仔佃观察分析一般都能发现有如下一些早期精神症状：①睡眠改变：逐渐或突然变得难以入睡、易惊醒或睡眠不深，整夜做噩梦，或睡眠过多；②情感变化：情感变得冷漠、失去以往的热情、对亲人不关心、缺少应有的感情交流，与朋友疏远，对周围事情不感兴趣，或因一点小事而发脾气，莫名其妙地伤心落泪或欣喜等；③行为异常：行为逐渐变得怪僻、诡秘或者难以理解，喜欢独处，随意追逐异性，不知羞耻，自语自笑，生活懒散、发呆发愣、蒙头大睡、外出游荡，夜不归家等；④敏感多疑：对什么事都非常敏感，把周围的一些平常之事和他联系起来，认为是针对他的。如别人在交谈，认为是在议论他；别人偶尔看他一眼，认为是不怀好意。有的甚至认为广播、电视、报纸的内容都和他有关，察言观色，注意别人的一举一动，有的认为有人要害他，不敢喝水、吃饭、睡觉，有的认为爱人对他不忠从而进行跟踪调查等；⑤性格改变：原来活泼开朗、热情好客的人，变得沉默少语，独自呆坐似在思考问题，不与人交往；一向干净利索的人变得不修边幅、生活懒散、纪律松弛、做事注意力不集中；原来循规蹈矩的人变得经常迟到、早退、无故旷工、工作马虎，对批评满不在乎；原来勤俭节省的人，变得挥霍浪费，本来对很有兴趣的事物现在也失去兴趣等。

3. 如何应对精神分裂症伴发的失眠？

采用抗精神病药联合苯二氮卓类的药物治疗的同时，辅以心理治疗，具体需到精神病专科医院进行系统规范治疗，以达到早治早愈之效果。

七、郁郁寡欢的小婷

案例介绍

小婷，女，16岁，高中一年级学生，因“情绪低落，经常发呆”由母亲带来咨询。

小婷自小聪慧，接受能力强，学习从来不用大人操心，学习成绩总是排在班里前几名，是家中最有出息的一个，从小得到祖父母的宠爱，其他表兄弟姐妹都以小婷为榜样。全家人都对孩子寄予很大的希望，相信孩子一定会考上重点高中，然后考上重点大学。

为备战中考，家长为孩子制定了严格的复习计划，希望孩子能考出好成绩，结果孩子考试成绩不理想，没有考上市里最好的重点高中，只去了排名第二的重点学校。老师、家长都比较失望。新学期开学，家长希望孩子再努力学习，并以自身的经历告诉孩子，由于父母不是大学毕业，在工作中，只做了一般干部，没有更多升迁的机会，强调一定要读好书，否则将来就不会有好的发展。小婷对自己这次没有考好很内疚，觉得对不起家人和老师。准备新学期开始吸取教训，重新开始。开学后，小婷更加倍努力读书了，但每次考试总是在十几名左右，不再像以前那样名列前茅。逐渐孩子出现入睡困难，上课经常走神，思考问题时感到吃力，说话也少了，经常

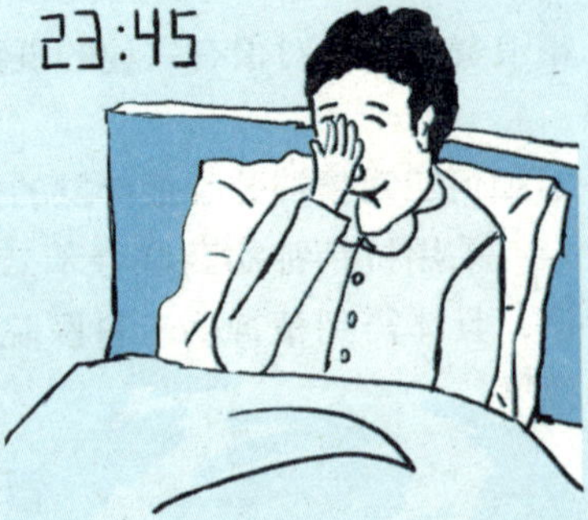

一个人发呆，对原来喜欢看的小说也不感兴趣。每晚要到一两点才能入睡，早上经常不能准时起床，几乎天天迟到。老师的批评也多了。周围的人都觉得小婷变“傻”了，对什么事情都没有反应。她曾经对母亲说自己对不起父母，自己辜负了家人和老师的期望。父母和老师都觉得孩子精神状态有问题而前来咨询。

案例分析

小婷是一名高一学生，因“情绪低落，经常发呆”来诊。她成长的家庭环境是无形中给她的压力很大，要圆其父母未上大学的梦，尽管她已加倍努力，但进步不快，反而出现失眠，兴趣减少，话少，常独自发呆，反应迟钝，自责自罪。夜间睡眠不好，因此白天精力明显不足，出现厌倦感。未发现其他不良睡眠卫生习惯。曾按短暂失眠给予一般处理，她的失眠尽管略有改善但疲倦感更明显，进一步了解发现她对不能明显改善自己失眠十分绝望，悲观，因此转诊精神科，与心理医生对接，发现小婷意识清晰，接触被动，对检查合作，表情呆板，愁眉苦脸，情绪低落，自述心情不愉快，自己对不起父母的养育之恩，觉得自己很无能，有时会想到死。进行心理测验提示中度抑郁，考虑抑郁症，给予抗抑郁药物治疗、认知治疗后，小婷又恢复往日的精神状态，继续进行高中学习。

检查确诊为抑郁症，经过系统抗抑郁治疗，睡眠随之逐渐恢复正常。

相关知识链接与思考

1. 伴发睡眠障碍的情感性精神障碍（心境障碍）类别

（1）抑郁症：以持续而显著的情绪低落为主要表现，持续两周以上，影响生活、工作，一般为发作性病程，反复发作，间歇期基本正常，不出现精神衰退。其基本症状为“三低”：情绪低落，思维迟缓，意志减退；“三无”：无用，无助，无望；“三自”：自责、自罪、自杀。伴随症状：睡眠障碍表现为入睡困难、早醒、多梦、嗜睡等；食欲、性欲下降，体重减轻；与现实不符的紧张、恐惧躯体不适感，可涉及各个脏器；躯体症状重或焦虑症状重时可能掩盖抑郁症状。

随着社会竞争日趋激烈，抑郁症和睡眠障碍等精神疾病呈逐年上升趋势。睡眠障碍是抑郁症发病早期常见的临床症状之一，欧洲六国调查1866名抑郁症患者发现，有睡眠障碍的占63%，主要包括睡眠维持困难、早醒、睡眠过度及晨醒时有心境恶劣的倾向，早醒、睡眠维持障碍与精神运动激越、体重减轻、食欲下降往往是配对出现的；而睡眠过多通常与精神运动抑制、食欲增强、体重增加配对出现。长期以来这两种关系被忽视，许多抑郁症患者因此被延误诊治。全球抑郁症患病率为5%～10%，世界卫生组织估计（1996）：中国90%的抑郁症患者未得到正规治疗。倡导全社会关注情绪变化，这是社会文明进步的标志，出现持续的忧愁与烦恼，应尽快寻求帮助。睡眠障碍是抑郁症的危险因素之一，顽固而持久的睡眠障碍，是抑郁自杀的危险因素。因此，关注抑郁症患者首先应从关注睡眠障碍开始。

（2）躁狂症：躁狂症是一种情感性精神障碍（心境障碍），多发生在20岁左右的青春期，通常急骤起病，病程短，一般为发作性病程，反复发作，间歇期基本正常，能恢复到原先的正常状态，且预后良好。主要临床症状是“三高”：情感高涨、思维奔逸、意志增强；伴随症状：睡眠需要减少、食欲增加，性欲亢进、易激惹、精神运动性兴奋，病程持续一周即可确定诊断。轻躁狂时精神活动较完整和统一，给人的印象是热情、大方、有礼貌、能力增强，甚至因此而被重用。躁狂较重时，将出现行为紊乱、无法完成日常工作，甚至易冲动、毁物，失眠但精力旺盛。需要指出的是，躁狂发作前常有一些“蛛丝马迹”，许多先兆往往在青少年时就已有所表现了，如有些孩子会睡不好觉、吃不下饭，与同学关系紧张，学习吃力，对老师家长表现出强烈的逆反，找各种理由不上学，拼命上网等。如果发现孩子有上述表现，家长千万不要武断地认为孩子是青春期叛逆，而是要考虑孩子是否出现了情感障碍，并及时咨询精神病专科医生。

（3）双相情感障碍：也称躁郁症，是一种情感性精神障碍（心境障碍）。指既有躁狂或轻躁狂发作，又有抑郁发作，其特征是剧烈的情感摇摆，患者有33%的时间是处于抑郁状态，11%的时间是处于躁狂状态。处于心境低沉“空虚”的特殊时期，会有无望或悲观的感觉，往往伴有多种植物神经系统紊乱的症状。反复（至少两次）出现情感活动水平明显紊乱的发作，有时表现为情感高涨，精力充沛和活动增加（躁狂或轻躁狂），有时表现为情感低落、精力减退和活动减少（抑郁），病情反复，发作间期通常以完全缓解为特征。

有60%的患者20岁以前就已出现双相情感障碍症状，但很多时候双相情感障碍容易被延误诊断，情感不一致的患者经常被误诊为精神分裂症。由于轻躁狂发作易被忽视，致使单相抑郁成为最常见的误诊原因。实际上，行为冲动、思维奔逸常常预示着有双相情感障碍的发生。其中情绪低落的表现包括：情绪低落可以是主观报告如感到悲伤或空虚，或由他人观察到的伤心的外表；显著的兴趣或快感，或活动减少，或消失；不节食状况下显著的体重减少或者增加（例如一个月内有5%的体重变化），或食欲增强或减弱（儿童则注意预期体重不能增加的情况）；失眠或过度睡眠；激越或迟滞；感觉疲劳或精力消失；无用感，过度或不恰当的自责（不单是对生病本身的自罪自责）；思考或集中注意的能力消失，或犹豫不决；反复想死（不单是害怕快要死了），反复的自杀观念但没有具体计划，或企图自杀，或有具体的实施自杀的计划；情绪高涨的表现包括：一段时间的异乎寻常和持续的情绪高涨，妄自尊大，或易激惹。具体表现有：自尊心膨胀或夸大；睡眠需求减少（如仅睡3个小时觉得已经足够）；话多或讲话滔滔不绝；想法快，自觉嘴巴没有脑子转的速度快；走神或心不在焉；目标计划增加，活动增加（社交活动、工作、学习或性需求）；

过多投入到消遣性的活动中，往往导致痛苦的后果（如无节制的狂欢、购物，性生活放荡，或不切实际的商业投资）。

2. 情感性精神障碍（心境障碍）伴发的睡眠障碍的应对措施

采取以治疗情感性精神障碍（心境障碍）这一原发病为主的综合治疗措施，抗抑郁或/和抗躁狂治疗，加上情绪稳定剂，辅以苯二氮卓类镇静安眠药，联合心理治疗方法，建议尽早到专科医院进行系统专科治疗，以达到早治早愈之效果。

八、器质性失眠

案例介绍

汪先生，41岁，公交车司机，因睡眠问题7年而就诊。患者自述，于7年前开始出现睡眠问题，主要表现为多梦、易醒、早醒，白天精神萎靡不振，有时开车都会打瞌睡，严重影响交通安全，并因此有过交通事故，所幸未造成人员伤亡。汪先生也四处求治，但效果欠佳。检查发现，汪先生体形稍胖，脖子较为粗短，下巴较短，追问后汪先生述其妻子抱怨，其实汪先生晚上睡得很香，鼾声打得震天响。于是，怀疑他有睡眠呼吸暂停综合征，行多导呼吸睡眠检查，结果汪先生一晚上睡眠总时间为385分钟，其中有许多呼吸暂停，其中最长停顿达30秒，最多每小时达50次。

案例分析

人们在熟睡期发出轻微的鼾声是正常现象，可肥胖的汪先生鼾声打得震天响，结合其睡眠障碍的表现，通过多导呼吸睡眠仪检查结果，发现汪先生患的就是呼吸暂停综合征。转耳鼻喉科行手术治疗后，睡眠好转，白天精神抖擞，精力充沛。

相关知识链接与思考

1. 睡眠呼吸暂停综合征

（1）概述：它是指以睡眠中呼吸反复停顿为特征的一组综合征，

每次停顿≥10秒钟，通常每小时停顿次数>20次，实验室检查可以测出血含氧量的降低。

人们在熟睡期发出轻微的鼾声是正常现象，在肥胖者中打鼾更为多见，为正常人的3倍；轻则扰乱他人安宁，重则提示阻塞性呼吸暂停。如鼾声大于60分贝，影响同室者睡眠，还伴有不同程度的憋气现象，则应警惕睡眠呼吸暂停综合征。在我国，以打鼾为主要症状的睡眠呼吸暂停综合征的患病率为4%，65岁以上人群发病率高达20%～40%。睡眠呼吸暂停综合征对身体有严重的影响，它不但影响人的睡眠，使人即使睡眠时间足够，但仍觉得精神萎靡不振，打不起精神，白天嗜睡。该种睡眠情况下还可出现缺氧症状，并易伴有心、肺生理机能紊乱，久之，易导致心律失常、高血压等心脑血管病的恶果，对人的身体健康危害很大。严重者可能导致“眼睛一闭、不睁，哈”——睡眠中猝死。是最严重的一种睡眠障碍。

（2）如何治疗睡眠呼吸暂停综合征？

如果给予安眠药治疗，不但治不好失眠，反而可能加重呼吸阻塞，导致更严重的后果。因此及时诊断，正确治疗对于失眠患者来说至关重要。打鼾的病友，请不要认为自己睡得香，殊不知，鼾声的后面隐藏着生命的危机，所以最好是到医院检查一下，并进行专业系统治疗（包括必要时手术治疗）。

2. 夜间阵发性睡眠性血红蛋白尿征

（1）因首次报道的病例是在夜间发生血红蛋白尿，故名为“阵发性睡眠性血红蛋白尿征”，但是后来发现血红蛋白尿的发作不一定在夜间发作，而且并非都有血红蛋白尿，即使有也不一定是发作性，更非必然在睡眠时出现，而常常是在睡眠之后出现，所以在我国改称“夜间性阵发性血红蛋白尿”。

（2）夜间性阵发性血红蛋白尿征一向被归为溶血性疾病，但除贫血外常伴有中性粒细胞和(或)血小板的减少，而且夜间性阵发性血红蛋白尿征的分子病变累及各种血细胞，所以近年有些作者将夜间性阵发性血红蛋白尿征视为造血干细胞病。另外，患者有静脉血栓形成倾向，溶血性贫血、全血细胞减少及血栓形成是本病的3大特点。常伴有正常造血功能减低，由于正常造血细胞减少，使异常造血细胞得以取得相对优势。异常细胞缺乏链接蛋白，从而具有对补体敏感等细胞功能的异常，也因而引起相应的临床现象。本病易被误诊和漏诊，酸化血清溶血试验（亦称酸溶血试验）是经典的实验诊断方法。近年认为特异抗体结合流式细胞技术是最特异、最敏感的确诊方法。患者常以反复的血红蛋白尿或持久的贫血为主，病情迁延，但生存期可以很长，部分患者可有自然缓解。主要死亡原因在国内是感染，在国外是血管栓塞。异基因造血干细胞移植可取得根治，为避免治疗风险，也在寻求变通方法和其他治疗途径。

夜间阵发性血红蛋白尿征是一种获得性疾病，从来没有先天发病的报道（先天性CD59缺乏除外），也没有家族聚集倾向。致使造血干细胞发生病变的确切原因尚不清楚。夜间阵发性血红蛋白尿征的患者不一定有睡眠障碍，因此，严格说来，它不是一种睡眠障碍。

3. 失眠与胃病

（1）失眠与胃病的历史渊源：俗话说："十人九胃"，也有人说："十胃九失眠"。胃病导致失眠是最经典的，许多慢性胃病患者都有或有过不同程度的失眠。胃病还会导致精神焦虑和抑郁，焦虑、抑郁又会影响溃疡愈合，两者甚至可以互为因果。

《黄帝内经》说："胃不和，卧不安。"胃不和就是指胃病；卧不安就是睡眠障碍。其实睡眠障碍不单纯指失眠，它包括4种情况：难以入睡；睡眠中容易醒，醒后难再入睡；早晨醒得太早，醒后不能再睡；嗜睡但梦多，醒来浑身不适。举个例子，比如吃饭吃得太饱了，我们可能会睡不着，太饿了，也很难让人入眠。慢性胃病如慢性胃炎、胃溃疡等，同样可以让我们的睡眠发生障碍。

（2）失眠与胃病的相互影响：许多患者，尽管有的胃病患者的胃部症状并不明显，但由其引起的睡眠障碍却相当严重。胃病引起的睡眠障碍，常反反复复，时好时坏，并且一般的安眠药效果不好，或者安眠药越吃越多。我经常遇到一夜吃十片安定也达不到有效睡眠的患者。在越来越多的睡眠障碍人群中，真正神经衰弱的并不多，而最为多见的则是“胃不和”引起的。所以，遇到失眠就认为是神经官能症，就一味地服用安定药肯定不能有很好的疗效。而应该积极治疗胃病，从根本上解决问题。如果是慢性胃病导致的睡眠障碍，不妨去找找胃病专科医生，通过治胃来提高睡眠质量，往往事半功倍。

然而，失眠、焦虑又会使慢性胃病患者病情加重且慢性化，会加重患者的心理负担。失眠和焦虑本身，会使胃肠神经功能紊乱，使消化功能下降，胃肠不适感增加。有研究证实睡眠剥夺可以使实验小鼠胃黏膜血流量减少，胃黏膜产生损伤。而且随着睡眠剥夺时间的延长，胃黏膜损伤程度也不断增强，胃黏膜溃疡指数不断增加。另有研究报道，处于压力之下的小鼠，胃黏膜血流量也可减少，长期压力下，可使小鼠胃黏膜产生溃疡，严重者可以致死。

因此，焦虑、失眠与胃病互为因果，仅仅治疗失眠或仅仅治疗胃病，都不能收到理想的效果，而需综合治疗才能让患者痊愈。

4. 失眠与心脏病

众所周知，失眠对于身心健康的危害是巨大的，可能引起某些严重的疾病。有人会问，那失眠会引起心脏病吗？失眠与心脏病之间有没有什么联系呢？尽管心脏病患者不都会有夜间失眠体验，但他们中伴有失眠的确较多。这一方面是由于患者心理负担较重造成焦虑或抑郁而导致失眠；另一方面可能和心脏病的不适症状（如心衰引起呼吸困难、难平卧等）使患者难入眠、睡不安稳；还有就是心脏病可引起缺血、缺氧或耗氧量的增加，使大脑供氧不足导致患者失眠；另外，在心脏病的治疗过程中，许多药物也会引起失眠，如抗心律失常药双异丙吡胺和普鲁卡因胱胺就可影响睡眠的质量。心脏病患者的种种不适会诱发失眠情况，反之，失眠也会使人体各系统得不到充分的休整，疲劳和体内存留的有害物质对人体各系统尤其是心血管系统带来损害，这就会进一步加重心脏方面的疾病。

据研究发现，失眠者如果晚上睡眠少于4小时，第二天早晨血压会明显升高，脉搏也明显加快，长期失眠，则可能导致高血压病。研究者认为，失眠往往会使高血压患者交感神经的活动加剧，从而使血压进一步升高，导致一系列恶性后果。在失眠作用下，血压持续升高，这最容易损害的器官便是心脏和大脑。当血压持续升高时会加重左心室的负担，导致心肌肥厚，继而引起心腔的扩大，出现心悸、呼吸困难等心脏衰竭的症状。失眠还可能导致或加重心律不齐，室性早搏，从而导致更严重的心脏病。

总之，心脏病和失眠之间存在着相互作用关系，如果忽视其中的一点都会给另一不适症状的出现埋下隐患，因此，在此提醒患者，及时就自己的不适情况进行咨询求治，以避免症状迁延、危害深度扩大。

5. 失眠与癌症

许多人的眼里，癌症是死亡的同义语。医生给某人作出了患癌症的诊断，无异于开出了一张死亡通知书。患者得知自己患癌症后，必然会产生一定的心理变化及反应。癌症患者多有恐惧心理，感到死神将要降临，惶惶不可终日，因而产生心理异常，导致夜间难以入眠；而入眠后，也往往睡而不实。焦虑则是常见的情绪反应，确诊前的怀疑，病情的恶化，均会使病人焦虑程度越来越深，恐惧与焦虑往往是造成失眠的重要因素。疼痛是中晚期癌症具有的症状之一，肿瘤导致躯体的疼痛会造成患者失眠。癌肿本身造成的疼痛，不仅使病人睡眠发生改变，还会使患者忧心忡忡，运动受限，思想迟钝，整日愁眉不展，使家庭和社会关系发生了一系列的变化。自己不仅对癌症的预后思想负担极重，且认为疼痛是不可能治愈的，注定自己要受这种躯体与心理上的折磨。因而患者常伴有顽固性失眠症。

那么失眠对癌症是否有影响呢？有的专家认为，虽然对癌症的发病机制仍不明确，但有一点可以断定，发生癌变的细胞是在分裂中产生的，而细胞分裂多半是在人的睡眠状态中进行，一旦睡眠规律发生紊乱，经常失眠的人，机体更容易在外部环境不良因素的作用下出现癌性病变。因此提醒人们“在现代社会中，不可过于沉溺于夜生活、夜工作。要调节休息，保持充足的睡眠，积极治疗失眠”。还有专家研究发现，慢性失眠症导致机体免疫力降低，很难控制细胞发生变异而形成癌细胞。失眠症使得癌症的发病率增加。得了癌症的患者，如果失眠，病人得不到充足的休息和睡眠，不但会消耗体力、消耗精力、消磨斗志，而且还降低抵抗力，促使癌症病情加重。在患者奋力抵抗癌症病魔的时候，有效减轻疼痛，改善睡眠质量，是提高癌症患者生存质量的重要内容，也是让患者重树信心的基石。

因此，失眠与癌症是有密切关系的，我们不但要关注癌症病人的失眠，还要有效防止失眠病人患癌症。要解决失眠的问题不仅要靠医护人员指导和治疗，更要靠病人自己的努力。

6. 失眠与糖尿病

糖尿病和失眠有联系吗？答案是肯定的。很多糖尿病患者会出现情绪焦虑、抑郁等情况，并伴有不同程度的失眠。临床实践表明，长期失眠可诱发糖尿病。糖尿病和失眠两者会相互影响，甚至可以形成恶性循环。因此，对于糖尿病和失眠都要加强防范，以免严重损害我们的身心健康。许多糖尿病患者都有睡眠障碍，其中原因是多方面的，比如：糖尿病患者因血糖控制不佳，口渴、多饮、多尿、频繁起夜而影响睡眠；血糖不稳定以及出现糖尿病急性并发症时，可出现焦虑，引起失眠；糖尿病并发症会严重危及患者的生命，许多糖尿病患者由于担心出现并发症，心理负担比较重，往往会合并有抑郁症，进而紧张焦虑而不能安睡；或由于经济压力增大，心理负担重而影响睡眠；糖尿病可引起末梢神经病变，引起皮肤瘙痒、针扎样疼痛；合并胃轻瘫时，出现腹胀、纳差而失眠；肥胖的2型糖尿病患者易频发睡眠呼吸暂停综合征，夜间睡眠容易憋醒而引起失眠。解决糖尿病患者的失眠，先要找出引起失眠的具体病因，通过去除病因从而纠治失眠。对于失眠者，应该给予正确引导及教育，使其正确认识糖尿病，避免不必要的担忧。当患者血糖过高时，一定要进行积极干预使血糖控制平稳达标；对糖尿病并发症引起的失眠，首先要控制血糖，延缓并发症的进展，同时予以对症治疗。失眠对糖尿病的发生及发展亦起着重要的作用。在对糖尿病人的研究中发现，这些人患病的一个共同且重要原因是长期睡眠不好或睡眠太少。长期睡眠缺乏的人员中患糖尿病的概率要大于睡眠良好的人群，这是因为长期失眠可能会导致人体应激系统激活或影响碳水化合物代谢，而这两点都是导致糖尿病的重要因素，因此，长期睡眠不好的人都容易患糖尿病。

美国的一项调查发现，长期睡眠不足的人容易患糖尿病。该研究对1100名中老年人的睡眠情况做了跟踪调查，若每天睡眠不足6小时，患糖尿病的风险就增加了2倍。但若由此断言失眠就是糖尿病的病因，则未免有些牵强。长期失眠很可能只是一种诱因，一般认为在严重失眠状态下，人体的应激系统被激活，交感神经兴奋性增强，体内皮质醇、肾上腺素等“升血糖激素”分泌增加，胰岛素抵抗加重，从而引起糖代谢紊乱，诱发糖尿病。

糖尿病人出现失眠，将影响血糖的控制，加速并发症的发生，加重患者的心理负担，严重影响其愈后。因此，要关注糖尿病人的失眠，更要关注失眠患者的糖尿病。

九、常见的睡眠障碍有哪几类?

案例介绍与分析

1. 走路也睡觉的怪男

某男，17岁，高中学生，因一周来易发脾气，与同学斗殴，无故哭笑，上课睡觉，走路跌倒等，由老师陪同来精神科就诊。患者一向勤奋好学，忠厚老实，成绩优秀。在复习备考阶段，患者一反常态，常无精打采，有时伏在桌上睡觉，老师布置作业不能按时完成，有时下课回来就蒙头大睡，同学打来饭后端起就吃，毫不表示谢意，饭量明显增加，但误餐后也不说饿。7天前开始，患者除进食和大小便外，其余时间均卧床，不洗澡，不整理内务，对询问均不作答。有时走路跌倒，自己全然不知，被同学扶起，但埋头就睡，睡醒之后两眼发直，自笑，有人打扰就大发脾气，或推打来人。有时在寝室内来回走动，表情激动，讲话口齿不清，难以理解，被疑为精神异常，由老师、同学带来医院就诊。以“精神障碍待诊”收入院。患者13岁与15岁时曾有类似发病史。14岁时第一次发病，当时感觉无力、思睡，曾卧床十余天，在此期间进食量较大。16岁发病时情况基本同前。

入院时体格检查及实验室及器械检查无异常，精神科医师交流时发现患者不合作，仪态尚整，年貌相称，不辨何月何日，但能辨知上、下午，知道自己在医院，检查中总是伏在桌上，思睡状，对周围人事不关心，多问少答，思维显贫乏、有时茫然望着医生，不回答提问。表情平淡，言语刺激下无相应的情绪反应，未见无故哭笑与异常行为。入院后医护人员观察发现患者绝大部分时间卧床，有时偶尔在室内走动，但不与病友交谈。曾两次上厕所后找不到自己的房间，由护士带回。进餐时饭量较大，且不论饭菜好坏均吃光为止。但开餐时间并不主动来餐厅，而需人唤醒。经观察两天未发现异常予以出院。出院1月后随访，患者已如期参加考试，成绩中上，在校与同学相处融洽，未发现异常行为。

本病例有如下特点：男性，青少年期起病，发作性病程，每次发作持续十余天，主要临床表现为嗜睡、多食、跌倒、伴轻度行为障碍。体检与实验室检查无异常。本病发作间歇期完全正常，无任何残留表现，亦无严重躯体疾病症状。在诊断过程中首先要注意详细了解病史，尤其过去发病情况。本病例虽不是家长带来就诊，对患者过去史了解有限，但随后的补充了解对确立诊断无疑帮助极大。其次对于一个检查不合作的病人，尤其伴有定向障碍，怀疑有意识障碍时，一定要进行详细的体格检查（特别是神经系统检查）及必要的实验室及器械检查如脑脊液检查、脑电图等，以确定有无意识障碍及脑器质性疾病，以免延误治疗。本病例属于周期性嗜睡贪食综合征，亦称Kleine-Levin综合征。是一种较少见的症状群，由Kleine(1925)与Levin(1936)首次发现并报道。Critchley通过对一组病例研究后提出，它是一种长周期的过度睡眠，同时伴有强迫性的“病态饥饿”：有食物时则狼吞虎咽，但看不到食物时患者并无饥饿表现。有研究提示本病病人可能存在间脑功能障碍。

2. 为何夜游?

某男孩，8岁，因入睡后起床活动多次，来医院就诊，父亲诉说儿子2010年暑假，看完电视后，上床入睡，约过2小时，突然起床，开门走到别的同学家门口，停留一会儿又自行回家上床入睡，第二天否认有此事发生。以后常常在入睡后不久，即自行起床，饮水，口中念念有词，对旁人说话不予理睬，眼神茫然。数分钟后又自行上床入睡。

来院前两天晚11点多钟，患儿又突然起床，到百米外倒了垃圾，又提着空桶回家。对父母问话不答，双目直视，口中喃喃自语，摇他的身体也无反应，然后又酣然入睡。次日却否认此事。

该患儿从无抽搐、瘫痪或其他发作性疾病史。小儿出生正常，母孕时体健，母乳哺育至10个月，一直由父母抚养，幼时无重大疾病史，无脑外伤史，性格外向、活泼、开朗、自尊心强、学习成绩好。父母不是近亲婚配，感情好，均为干部，经济水平中等，家庭气氛和睦。家族中有一舅幼时有类似病史，不治自愈。家族中无其他精神病及癫痫病史。体格检查正常。医生交谈发现患者神志清楚，穿着整洁，说话有条理，对答切题，对于晚上起床活动之事说自己一点也不知道，发作之前和次日也无任何不适感。智力好，情感正常，提及自己的病则略带焦虑。归纳该患儿的主要表现为：发作性入睡后突然起床行走活动，伴有意识障碍，当时呼之不应，事后完全遗忘。家族中一舅有类似病史。本人及家族中均无癫痫病史。根据上述特点，结合病史考虑为睡行症，俗称夜游症。

3. 为何夜惊?

某男，6岁，因入睡后突然尖声大叫，已发作数次，于2009年来医院看病。母亲说小儿前两年曾有两次于晚上看完电视后，入睡不到1小时，突然坐起惊叫，两目直瞪，表情惊恐，面色苍白，大汗淋漓，并口中喃喃呼叫“救命啊！救命啊！”当时他妈妈立即跑到患儿床旁呼之却不应，抱在怀中，给予安抚，仍毫无反应。数分钟后，又突然倒下，闭目入睡，整晚未再发作。第二次发作情况类似，亦发生于当晚看了惊恐片之后，两次发作，相隔两天。父母认为是看惊恐片所致。因此不再让他看武打或侦破片，此后有1月余未见发作。就诊前晚，患儿做完作业，于10时左右上床入睡，到11时许又有类似发作。此次发作其母在旁观察，发现他呼吸急促，达34次/分，脉搏增加达160次/分。3次发作均无抽搐，都不能叫醒，每次发作仅数分钟，结束之后自行入睡，次日对发作过程完全不能回忆。未发作时，一切如常，白天照常学习及玩耍，晚上睡眠甚好，从无抽搐发作史。第二次发作后，曾被带到多个医院求医，做过脑电图检查，结果正常。病前无重大精神创伤，头两次发作是在看了惊恐电视之后，第三次发作无明显原因，可能因为刚刚开学，学习较紧张。

患儿系足月顺产，第一胎，独生子，幼时生长发育良好，刚刚一岁即能走会讲，2岁多能自控大小便，5岁多生活已能自理，并可背唐诗百多首，可做100以内的计数。6岁多入学，成绩优异。患儿性格活泼，好动，自尊心强，敏感，不能耐受挫折。父母均搞科技工作，对他期望甚高，平时完成学校学习任务外，还有家庭布置的课外作业，同时拜师学绘画。家族中无类似患者。父幼时有入睡起床夜行史，不治自愈。发育营养好，神经系统检查无异常发现。与医生接触好，活泼，检查合作，谈吐有条理，未发现思维、认知、情感、意志行为的异常，患儿称其母介绍的情况，自己一点也不知道，也没有任何不适之感，仅在暑假期间其母似乎很着急，怕他得了大病，而到处求医，医生没有讲出什么病来，病也未再发。今天其母带他来看病，说他病又发了，可能是“猪婆疯”，得了此种病的人会变蠢，他和母亲均有点紧张，他怕变蠢，就念不好书了……患儿求治心切。经医生解释病情后，能够放下心来。脑电图检查结果正常。

总结本例患儿的主要表现为：入睡后1小时许，出现突然的惊吓、恐怖感，伴有心跳加速，呼吸加快和出汗，呼之不应，数分钟后自行终止又入睡，次日完全遗忘。已反复发作3次，无抽搐发作史，不发作时一切正常。故考虑为睡惊症（俗称夜惊）。

4. 患发作性睡病的欣欣

欣欣认为自己得了种怪病，她在晚上总出现幻觉，在半睡半醒之间，她觉得自己好像浮在半空中，看到很多小动物在房间里跑，有羊啊、狗呀什么的，自己想去追却起不来，有时又看到身边有很多人，说些莫名其妙的话，例如说要来拆她的房子，还看到有人开始搬东西，像真的一样，但一紧张惊醒过来发现其实是假的，身边什么也没有，像做梦可又觉得当时自己是清醒的。有时人已经清醒了，可发现全身无力，四肢完全动不了，想叫又喊不出来，感觉非常恐怖，还以为自己瘫痪了，过好一会儿才恢复过来。白天精神状态也很不好，总想打瞌睡，奇怪的是自己特别容易睡着，无论是在上课或做作业的时候，只要睡意出现，就马上会睡着，顶都顶不住，醒过来发现自己已经又睡一觉了，甚至有一次在走路的时候也突然犯困，一下就什么事情都不知道，倒在地上，被同学发现送到医务室，自己清醒过来后没有任何不舒服，就感觉好像睡了一觉，脑子很清醒。

“白天不可控制的嗜睡、发作性猝倒、睡眠瘫痪及入睡前幻觉”，根据这4大主要的症状可以考虑欣欣患的是发作性睡病，这并不是单纯的失眠或心理精神问题，而是一种可能与大脑，主要是下丘脑后部及网状结构的损害或功能障碍有关的疾病。

相关知识链接与思考

1. 睡眠障碍的常识

不同的场合与朋友们讨论什么叫幸福，什么叫快乐，大部分朋友都是说幸福与快乐，是自己的感受，是有好的工作，好的收入，好的家庭等，我说幸福就是有一个好睡眠，快乐就是天天睡眠好，当然天天睡眠好的人没有体会睡眠好的幸福与快乐，有失眠的人他们可把我这句话当作名言。那么怎么样才算睡眠好呢，其实好的睡眠就是睡眠质量保证，睡眠时间充足，第二天精神好，工作好，精神充沛。睡眠质量好就是想怎么睡就能入睡，睡眠过程没有异常表现，睡得深睡得沉，做梦少，任何场合都能入睡；而睡眠时间充足，因人而异，正常人对睡眠的需求因年龄、个体差异而不同，新生婴儿每天平均睡眠16个小时，儿童一般为10个小时，成人为6～8小时，老年人则睡眠明显减少，一般只需5～7小时，有的领袖名人每天也只睡几个小时，次日照样精神好，工作好，只要有空时间都能睡觉。所以睡眠的质量对健康的影响较睡眠时间更为重要。

睡眠障碍是指由于各种心理社会因素引起的非器质性睡眠与觉醒障碍，通常可分为4大类：睡眠的发动与维持困难（失眠，如前述）、白天过度睡眠（嗜睡）、24小时睡眠—觉醒周期紊乱（睡眠—觉醒节律障碍）、睡眠中的异常活动和行为（睡行症、夜惊、梦魇）。通俗地说睡眠存在量和质的改变。睡眠量的变化就是睡眠失调，一类是睡眠量过度增多，如因各种脑病、内分泌障碍、代谢异常引起的嗜睡状态或昏睡，以及因脑病变所引起的发作性睡病，这种睡病表现为经常出现短时间(一般不到15分钟)不可抗拒性的睡眠发作，往往伴有摔倒、睡眠瘫痪和入睡前幻觉等症状；另一类是睡眠量不足的失眠，整夜睡眠时间少于5小时，表现为入睡困难、浅睡、易醒或早醒等，失眠可由外界环境因素(室内光线过强、周围过多嘈杂、值夜班、坐车船、刚到陌生的地方)、身体因素(疼痛、瘙痒、剧烈咳嗽、睡前饮浓茶或咖啡、夜尿频繁或腹泻等)或心理因素(焦虑、恐惧、过度思念或兴奋)引起。一些疾病也常伴有失眠，如神经衰弱、焦虑、抑郁症等。睡眠质的变化表现为病态睡眠：指睡眠期间出现行为或生理上的异常。如梦游症、梦呓(说梦话)、夜惊(在睡眠中突然骚动、惊叫、心跳加快、呼吸急促、全身出汗、定向错乱或出现幻觉)、梦魇(做噩梦)、磨牙、不自主笑、肌肉或肢体不自主跳动等。这些发作性异常行为不是出现在整夜睡眠中，而多是发生在一定的睡眠时期。例如：梦游和夜惊多发生在正相睡眠的后期；梦呓则多见于正相睡眠的中期；而磨牙不自主笑、肌肉或肢体跳动等多见于正相睡眠的前期；梦魇多在异相睡眠期出现。

睡眠障碍的危害：睡眠障碍现已成为危害世界各国公众身心健康的一个突出问题。随着社会的发展和人民大众健康意识的空前提高，有关睡眠问题已引起了国际社会的广泛关注。

个人总体来说，偶尔的失眠可带来的是第二天的疲倦和动作不协调，但不要惊慌，正常人都会发生的，长期睡眠障碍必需引起足够重视。长期睡眠障碍可以引起免疫功能下降，抵抗力减弱，引起记忆力减退，影响工作学习，导致植物神经功能紊乱，经常失眠可以引起老年痴呆症，经常失眠可使人过早衰老缩短寿命，儿童失眠可影响生长发育。长期失眠的人预示有职业行为不佳，注意力不能集中，记忆出现障碍，工作力不从心，事故发生几率较睡眠正常的人高2倍。据国外某空军基地一项纵向研究发现，失眠的人与睡眠正常的人相比，升职比较难、工资偏低，常常不能延长服役期。失眠可能导致的另一后果，出现易激惹、情感脆弱、多愁善感、自我封闭、人际关系紧张、生活缺乏兴趣、性欲减退、伴焦虑、抑郁等精神症状，失眠人群患抑郁症的人数为正常人的3倍，遇有抑郁症伴严重失眠的病人，他们中的自杀率大大增加。近年来，中、青年和大学生的自杀率有增无减，成为家庭、社会不安定的重要因素。失眠与躯体疾病的关系密切，睡眠不足会使人体免疫力下降，抗病和康复疾病的能力低下，容易感冒、加重其他疾病或诱发原有疾病的发作，如心、脑血管病、高血压病，糖尿病、胃肠道疾病等身心疾病，实践证明手术后的病人睡不好，明显延长伤口愈合的时间，如病人的基本睡眠得不到满足，他们身体康复的希望微乎其微。儿童如患有严重睡眠不足，可影响其身体发育，因为在睡眠时特别在深睡期脑内分泌生长激素最多，是促进孩子骨骼生长的主要物质。生长激素还能使皮肤细胞加速新陈代谢，燃烧体内脂肪，维持人体代谢于“年轻”状态，故睡眠充足的人容颜滋润靓丽、身材匀称。以上列举的是睡眠不足直接危害个人身体健康，造成个人生活质量严重下降的现象。

睡眠障碍不仅危害个人健康，也给社会增添不安定因素、影响社会经济发展。睡眠不足间接引起的经济损失和危害性更是触目惊心。由于白天身体疲劳、精神萎靡大大增加了工作时意外事故发生的机会，不仅自己丧命还危及他人生命，对社会造成巨大的损失。有关资料表明，在美国由于失眠造成的车祸，占整个车祸发生率的7%。大家知道世界上几个大事故如美国宾夕法尼亚核反应堆泄漏、乌克兰切尔诺贝利核电站爆炸、美国阿拉斯加油轮搁浅与操纵人员睡眠不足有直接的关系。早在1990年美国有统计资料指出，因失眠造成的直接医疗费用支出，以及因失眠造成的生产率下降、病假和意外事故伤害等所造成的经济损失，为154亿美元。如再加上因失眠加重了其他疾病造成的医疗费支出，按最保守的估计，每年经济损失要高达300亿～359亿美元。在英国当时估计此项经济损失每年也要为300亿～350亿美元。中国尚无这方面的资料，估计情况会更严重，特别是最近几年。这一切说明了失眠问题之严重，影响之巨大，恐怕超过了其他各种疾患。

造成睡眠障碍的原因是复杂的，主要与社会、环境、心理、生理因素有关。专家认为生活节奏加快、工作压力增大、竞争更加激烈是越来越多成年人出现睡眠障碍的主要原因。“极昼社会”、夜班、电视和网络还有夜间旅行变得频繁也是原因之一。改变环境或环境过于明亮、噪音太大、精神过度紧张、抑郁、兴奋、心事重重都会使人失眠或睡眠质量不高。

睡眠障碍也是一种情绪障碍。失眠从表面看似是一种躯体症状，但实际上则是一种情绪障碍，是由于情绪的失控而引起的心境上的改变，他们的情绪持续性地处于低落状态，紧张、害怕、担心、怀疑、愤怒、憎恨、抑郁、焦虑等情感不仅占据他们白天的感觉器官，而且就连晚上也仍然欲罢不能。正常人想要入睡，只要躺在床上保持安静，心情平静，大脑和身体就会逐渐放松下来，进入睡眠状态。一旦睡着了就从浅度睡眠向深度睡眠慢慢过渡，也就是我们平时俗称的越睡越沉，越睡越香，经过几个小时的放松休整，大脑和身体补充了足够的能量，人会逐渐由深度睡眠回到浅度睡眠，直至醒来，继续白天的工作。而失眠的人却做不到，他们虽然身体躺在了床上，但精神始终无法放松，大脑高速运转，许多事想不开、想不明白。他们总是心理不平衡，时时刻刻都在为未来发生的事情而发愁，苦恼，惶惶然有如大难临头，提心吊胆，战战兢兢，紧张不安，受焦虑、抑郁、担忧、紧张、害怕等等各种因素干扰，根本无法入睡，或者就算勉强睡着了，也睡不踏实。明明觉得已经很累了，但是就是睡不着或者睡不好。总而言之，带着心事，结着心锁就会有睡眠障碍。

2. 为何走路也睡觉?

（1）案例一提到的走路也睡觉的男孩患了一种睡眠障碍叫周期性嗜睡贪食综合征，属于一种发作性睡眠、进食和行为障碍。发作期间有：明显思睡和睡眠时间延长；贪食：白天进食量明显增加，不一定伴主观食欲增加；不固定的人格改变：可能表现为易激惹性，依赖性或攻击性增加等形式。发作持续几天到几周。发作间期完全正常。此障碍原因不明（曾疑有神经生物学病因），成年之后发作时间减短，适度减轻而呈良性病程。

（2）周期性嗜睡贪食综合征的治疗简述：治疗可用利他灵，具体用药建议到专科医院接受专科医师的诊治。

3. “为何夜游”的解释

案例二提到的睡行症过去习惯性称为梦游症，指一种在睡眠过程尚未清醒时起床在室内或户外行走，或做一些简单活动的睡眠和清醒的混合状态，这种现象一般可随年龄的增加而自愈。严格地讲，梦游症属于意识内容障碍。发作时难以唤醒，刚醒时意识障碍，警觉性下降，反应迟钝。患者在入睡后不久，突然从床上起来四处走动，常双目向前凝视，一般不说话，询问也不回答。患者还可有一些复杂的行为，如能避开前方的障碍物，能劈柴、倒水、开抽屉等。但难以被唤醒，常持续数分钟到数十分钟，自行上床，或被人领回床上，再度入睡。待次日醒来，对睡行经过完全遗忘。睡行多发生于入睡后不久，发作时脑电图可出现异常波，但在白天及夜间不发作时脑电图正常。多能自动回到床上继续睡觉，通常出现在睡眠的前1/3段的深睡期，次日醒来对发生经过不能回忆。梦游症的发作一般认为与中枢神经系统发育尚不成熟、深睡眠状态下大脑呈现部分的觉醒时的运动以及遗传因素、精神心理环境因素等有关。本症在儿童中发病率较高可达1%～15%，成人低于1%，男多于女。

其简单处理方法为：有心理因素者，应予以解除，发作次数不多，一般不需服药，仅在睡行时注意安全防止发生意外事故，每晚一次由于发作时患者意识不清，不能防范危险，有发生意外的可能性，所以首先要清除危险品，保证安全。一般情况下儿童患者随着年龄的增长此病可不治自愈。成年的、症状较严重的患者可考虑干预措施，如在专科医生的指导下使用镇静催眠类药物或抗抑郁剂。

总之，睡行症或夜游症是睡眠和觉醒现象同时存在的一种意识改变状态，反复发作的睡眠中起床行走，发作时睡行者表情茫然、目光呆滞，对别人的招呼或干涉行为相对缺乏反应，要使病人清醒相当困难；发作后自动回到床上继续睡觉或躺在地上继续睡觉；尽管在发作后的清醒初期，可有短暂意识和定向障碍，但几分钟后，即可恢复常态，不论是即刻苏醒或次晨醒来均完全遗忘。不明显影响日常生活和社会功能。

4. 如何解释夜惊?

案例三的情形颇为常见，约累及3%的儿童，男性略多于女性。可发生于整个儿童期，但以5～7岁多见，青春期以后少见。患儿常见表现为：反复在入睡后15～30分钟内突然惊觉，表现为尖叫，恐惧及植物神经机能亢进症状——心率加快、呼吸加快、苍白、出冷汗等，持续1～10分钟，此时呼之不应，以后自行入睡，次日完全遗忘，发作时脑电图完全正常。

偶尔夜惊发作不需治疗，发作频繁者，需查明可能的心理因素，解除心理负担，支持性心理治疗有一定帮助。发作频繁者，可短期内每晚服用助眠药，具体在专科医师指导下服用。

5. 发作性睡病是怎么一回事？

案例四涉及的发作性睡病的主要表现有以下几个方面：

（1）白天过度嗜睡：主要表现为白天有难以忍受的困倦和不可抗拒的短暂睡眠发作，常在起床后3～4小时发生，发作时虽力求保持清醒，但不能自制，很快即进入睡眠状态，睡眠一般持续10～20分钟，醒后感到精力充沛、头脑清楚，如果阻止其入睡则烦躁易怒。每日可发作多次，发作不择时间、地点及活动情况，不仅出现在吃饭，上课或开会时，甚至可以突然在具有危险性的情况下发生，例如驾车、横穿马路、高空危险作业等进行中，患者未来得及防范即陷入睡眠。虽然白天有频繁的小睡，但患者一天总的睡眠时间通常未见增加。

（2）猝倒：是由于一过性部分或全身的肌张力下降或完全丧失引起的，表现为突然出现的不自主低头或突然倒地，但意识始终清楚，呼吸正常，无记忆障碍，患者能回忆猝倒的整个过程。一般只持续2～3秒至数分钟，恢复完全。病人会突然膝盖无力而跌倒；或头部突然失去肌肉张力而向后仰或向前低头；或突然面部肌肉张力丧失而导致面无表情，讲话模糊不清。通常因愤怒、大笑、吃惊、兴奋等情绪上的刺激所诱发。在65%～70%发作性睡病患者中可见猝倒现象，猝倒是发作性睡病的特征性表现之一。

（3）入睡前幻觉：表现为入睡前或觉醒前体验到具有鲜明现实感的幻觉体验，以幻听最为常见，亦可见幻视和幻触等，常常是不愉快的感觉性体验，像做梦一样的经历，如看见走动的人、身处火灾现场、被人袭击或在空中飞行等。这些幻觉非常生动，多在觉醒和睡眠转换时出现，偶伴有全身麻痹、压迫感和恐惧感。患者常常叙述这些幻觉比一般的梦更可怕，因为这种梦境是从真实的（醒着的）环境中而来，区分现实状态与梦境十分困难。入睡前幻觉和醒后幻觉见于12%～50%的发作性睡病患者。

（4）睡眠瘫痪：是从睡梦中醒来时发生的一过性的全身无力症状，患者身体不能活动，不能发出声音，仅呼吸和眼球运动不受影响，伴有恐怖体验。一般持续数秒到数分钟，偶尔可长达十几分钟，他人呼唤和推摇，可终止发作。睡眠瘫痪常与睡前幻觉和醒后幻觉同时发生，因此这种恐惧的感觉体验得到了强化，见于15%～34%的发作性睡病患者。

传说中的“鬼压床”指的就是睡眠瘫痪，此时，支配肌肉的神经处于暂时性的瘫痪状态，而支配感觉、意识的神经已经从睡眠中苏醒过来，患者就会感觉自己的意识非常清醒，可是身体却不由自己的使唤，想起床起不来，想说话又说不出来，有的时候可能还会胸闷，很多人的体验都是突然感到仿佛有千斤重物压身，朦朦胧胧地喘不过气来，似醒非醒似睡非睡，人们感到不解和恐怖，就好像有个透明的东西压在身上，不论自己怎么挣扎，怎么用力想让自己身体动起来都无济于事。有的人甚至还会产生幻觉，包括看到黑色的幻影，往往使人恐慌、不安，民间将这种症状形象地称为“鬼压床”。

不到半数的发作性睡病患者出现上述所有4种典型症状，如果怀疑是发作性睡病，应该尽早到医院行多导睡眠图的检查以明确诊断。治疗包括选用合适的药物减轻症状，如中枢兴奋剂保持白天清醒，抗抑郁药预防猝倒，避免无意识地摔倒对身体造成的伤害；同时辅以行为治疗效果会更好，如一些生活方式的转变：远离咖啡、酒精，提高晚间睡眠质量，形成自己规律的睡眠时间，固定白天的小睡时间，如果感到劳累，最好马上小睡一下，但时间不能超过15分钟；此类病人不宜从事高空、水下、驾驶和高压电器等危险工作，以防发生意外。

十、早睡、多睡并不如愿的李奶奶

案例介绍

李奶奶经常为其儿子和媳妇吵架而烦恼，儿子没有好的职业，和媳妇经常为一些家庭琐事而争吵，李奶奶的老伴去世又早，现在她为了减轻儿子的负担，独自一人带着孙女，有时还遭受媳妇的责备，为此常感到孤单、压力大，最近更为睡眠的事苦恼，她说3个多月前患了重感冒，晚上经常咳嗽，一咳就止不住，半夜醒过来很难再睡着，早上根本起不来，就躺在床上休息到9点多才起来，想多睡一会儿。听别人说正常人每天至少需要8小时的睡眠，觉得自己晚上睡眠不足，会影响健康，白天一有睡意就马上上床躺着，要把头天晚上的觉补回来，但却是一上床就没了睡意，越躺越心烦，越睡不着待在床上的时间就越久；可起床还是觉得很困倦，总想打瞌睡，尤其到了晚饭后7点多时特别犯困，眼皮打架，有时靠在沙发上反倒能睡一小觉。后来咳嗽治好了，晚上却再也睡不好了，到了晚上睡觉时间她一点都不困，脑子很清醒，眼睛发亮，但为了让自己保证充足的睡眠时间，想通过早点上床睡觉来弥补，于是她还是9点不到就早早地躺在床上，数星星、数绵羊，深呼吸……谁知一点作用都没有，有时甚至整个晚上都睡不着，到凌晨四五点才迷迷糊糊睡着了，又睡到九十点。现在一提起睡觉就心慌，生怕自己晚上又睡不着，不知道怎么办才好。

案例分析

本案例中的李奶奶认为早睡就能睡好，多睡才能睡足，结果却事与愿违，最终还是失眠，这是她先入为主的观点，因为压力而导致失眠是很多人都经历过的事情，类似于李奶奶的症状其实在生活中很常见。首先，睡眠是人身体的自然反应，困了就想睡觉，不要人为地去控制它，越让自己别想了，自己就越发胡思乱想，停不下来，应该采取顺其自然的态度：想去吧，我今天不打算睡觉了！结果，当你不控制情绪和思维时，20分钟后自然而然地就会入睡了。对于害怕和焦虑情绪也是一样，有的人特别怕睡不着觉，有的总怕半夜醒来难以入睡，越怕就越清醒，又对自己的害怕感到紧张，结果形成恶性循环。正常人也会由于各种原因半夜醒来，不同的是，正常人并没有害怕，而完全接受自己的自然状态，很放松；其次，像许多失眠者一样，李奶奶总觉得自己晚上没有睡够，一有时间就要补觉，白天睡得越多，晚上就越睡不着，而且也没有心思去参加娱乐活动。正确的做法应该是如果头天没睡好，第二天白天千万不能睡，不能午休(很关键)，杜绝自己打瞌睡，1分钟也不要。与此同时，多参加户外的体力活动，劳其筋骨才能放松心情，尤其是睡觉前不要让大脑处于兴奋思考的状态，应提前散散步或爬楼梯、跳绳、洗衣服，做些拖地等简单枯燥乏味的体力活动，感到累了，困了再上床睡觉，然后以顺其自然的放松状态，进入睡眠。此外，李奶奶还有4点误区：①睡眠要求随大流，人云亦云，不知睡眠因人而异，不是每个人每天至少需要8个小时；②白天一有睡意马上躺在床上；③总想把头天晚上的觉补回来；④晚餐后躺在沙发小睡。认识到自己的睡眠误区之后，并经医生专业解释，李奶奶恍然大悟，茅塞顿开，一步一步纠正认识误区，睡眠自然开始好转。

相关知识链接与思考

1. 是早睡就能早起，还是早睡必先早起呢？

这也许是很多失眠患者共同的经历，为了让自己今晚能睡好点，怕自己看电视聊天什么的太兴奋，怕明天早上要上班起不了床，觉得应该早早上床安静地培养睡意，于是比平时提前一两个小时上床，有些人甚至是晚上8点多就躺在床上，希望多睡点，睡好点，谁知适得其反，在床上辗转反侧，脑子胡思乱想，根本睡不着，比上床之前还要痛苦。事实上，在平时入睡时刻前2～4个小时是最难入睡的时段，过早上床并不一定能加快入睡，甚至还增强了对失眠的不安感，引起更明显的焦虑心烦，加重入睡困难。即使能入睡，睡眠质量也不好，睡眠一般较浅，易觉醒。早上一样困倦无比，不想起床，白天精神萎靡不振。

早睡早起是被大家所公认的正常作息规律，但现实中有时早睡并不能带来早起，刚好相反，要想早睡必须先要早起。这是由人体的自然节律决定的，因为自然界的任何生物都拥有一种叫“生物钟”的生理机制，人体的体温、血压、脉搏，还包括睡眠与觉醒节律都是由这个“生物钟”进行调节循环运作的。通过研究发现人体生物钟的节律在隔离环境下约为25小时，与一天24小时的昼夜节律略有差异。研究显示，很多因素会通过影响人体体内的某些激素水平不断重新设定生物钟，将这种差异修正过来。这些因素包括规律的饮食、定时运动、按时上班等，以及最重要的因素——光。

2. 睡眠质量评价标准

上床45分钟内即能入睡；整夜不醒或醒一次，不是间断多醒或早醒；不梦少梦，不是多梦或噩梦；睡眠深沉，不是似睡非睡，或易受环境干扰、惊醒，这是对睡眠质量的要求。相反，如果躺下后久久不能入睡，或者夜间常常惊醒，又或者凌晨两三点钟醒来后就再也不能入睡……这些情况都说明睡眠出现了问题，需要及时纠正。入睡困难、早醒、易醒、梦呓、梦魇等情况都属于睡眠障碍。

评价睡眠质量好坏的标准，不是睡眠时间的长短，而是看第二天的精神状态，只要第二天感觉精力充沛，没有觉得不舒服，这就表明睡眠质量高，是健康睡眠。可见，健康睡眠以消除疲劳、精力充沛来评定，而不是以简单的睡眠时间来评定，故睡得多也未必一定睡得好。

3. 睡眠与年龄关系

两者关系很密切，通常情况下，刚出生到满周岁的婴儿需要的睡眠时间最长，每天约16小时；1～4岁幼儿夜间需12小时睡眠，有时白天还需2～3小时睡眠；5～10岁儿童每晚需10～12小时睡眠；10～12岁的儿童每晚需8～10小时睡眠；青少年通常每天需8小时睡眠；31～60岁成年人，男性约需6.5小时，女性需7.5小时睡眠；60岁以上老年人晚上有5.5～7小时睡眠就够，如白天有半小时左右的小睡则更好。人类最佳睡眠时间应是晚上10时至清晨6时，老年人稍提前为晚9时至清晨5时，儿童为晚8时至清晨6时；幼儿为晚8时至早晨8时最好，但不一定能够遵循这一规律。

4. 如何午睡更科学?

按照生物钟节律，还应该尽量减少白天的不规律小睡，如果有午睡习惯，尽量在3点钟之前睡30分钟左右的午觉，午睡时间过长会使整个下午的精神不振，反应迟钝；超过3点的午觉将延迟晚上的入睡时间，降低睡眠质量，尤其是晚饭后的小憩，睡后可能会觉得精神好些，但入睡时间将明显被推迟，如果再按平时的睡觉时间上床，就会出现前面我们提到的那种脑子清醒，完全没有睡意的感觉。对于一些长期失眠的患者，也可尝试取消午睡，白天坚持一定强度的活动，尽量是户外活动，避免卧床及过多的休息，以提高晚上的睡眠质量，减少用药。

5. 纠正睡眠越多越益健康的误区

目前有一些上班族喜欢在双休日“补觉”，后来却发现在双休日还没有平时的精神状态好。利用双休日“补觉”来弥补睡眠的不足，这种做法打乱了身体的节奏和睡眠节律，不利于恢复体力和精力。每个人每天所需的睡眠时间差异很大，这与人的性格、健康状况、工作环境、劳动强度等许多因素有关，与每个人的睡眠习惯、遗传因素也有一定关系。少数人每晚只需睡5小时，就能达到白天精力充沛，保证身体健康良好；大多数人每晚睡眠在6～10小时之间。因此，只要保证次日精力充沛，学习工作有效率，前一天的睡眠时间多少关系不大。睡眠的好与坏，不应简单地以睡眠时间的长短来衡量，而应以是否消除了疲劳，精力是否充沛来评判，故睡得多未必一定睡得好，也未必一定有益健康。

6. 如何才能顺应人体生物钟进行合理的作息安排，改善睡眠呢？

采取积极的策略，不把睡眠当一个问题，不刻意躺在床上巴望早点入睡，才能改善睡眠。因为关于睡眠的事情想得越多，就越影响入睡的能力。解决失眠的一些策略常常也成了失眠的原因，这一现象时常发生。如果担心无法入睡，又导致更糟糕的睡眠问题这常常形成恶性循环。像生活中很多事情一样，睡眠就是要放得开，让它顺其自然；像呼吸一样，很自然地发生，不用你刻意地去思考。采取的对策是放松自我，顺其自然。下面给出一些小建议：

（1）每天睡眠时间因人而异，也受季节、年龄等因素的影响，如冬天的睡眠时间会比夏天多；年龄越大睡眠需要逐渐减少，儿童需要10多个小时的睡眠，而老年人一般只需要5个小时，不必强求每天要保证8小时的睡眠。伟大科学家爱因斯坦每天只睡1到3个小时；达·芬奇每工作4小时，睡觉15分钟，一天大约只睡1个半小时，他们的精力都很好。因此睡眠是否充足，主要看第二天精神状态怎么样，如果第二天醒来，觉得自己精力充沛，就表示前一晚的睡眠有好的品质，相反，如果在睡了很久之后仍然觉得很累，就表示睡眠质量不佳。

（2）早上醒来尽快接受日光浴，让生物钟正常启动，让睡意在夜色渐深时来临，如果希望在11点左右入睡，8点前一定要离开你舒适的床。夜间则尽量避免强光的照射。

（3）规律的作息时间一样可以帮助你建立良好的睡眠节律，每天按时起床，即使头一天没有睡好，即使是难得的周末，也不要补觉或赖床，否则带来的将是更为严重的睡眠紊乱。

（4）午睡保证在3点前完成，一般不要超过30分钟。对午休不强求，睡不着的话可以试着做些放松练习或听轻柔的音乐，如果夜间仍然睡眠时间过短，可以考虑取消午休。

（5）尽量不要在非睡眠时间小睡，尤其是老年人，常靠在沙发上打瞌睡、闭目养神、觉得累了就上床躺着等，这些小睡并不让人感觉到睡眠的满足感，反倒对晚上的睡眠质量有极大的影响，引起恶性循环。如果觉得困了，最好起身走动一下，找点感兴趣的事情做做，参加规律的体育活动。

十一、设法想睡着的老刘

案例介绍

老刘是一位55岁的领导干部，睡眠对于老刘来说是每天的头等大事，为了睡个好觉，他的睡眠环境要绝对安静，很早就已经与老伴分床而睡，再后来是分房睡，因为只要老伴稍微有动静，即使是翻身，他都觉得是一种噪音，让他无法入睡。在他的睡眠时间里家中不允许有任何嘈杂声，睡觉前他会避免一切剧烈活动，安静地看看电视或在沙发上休息，9点用热水泡脚，把据说有安神作用的洋葱放在床头，戴上耳塞，9点半服药后上床睡觉。即使是这样，他的睡眠还是越来越差，刚开始一个星期有两三个晚上很难入睡，要到凌晨12点、1点才能睡着，后来是越来越厉害，甚至整晚睡不着，再后来，几乎天天晚上都睡不好，不是睡不着就是好不容易睡着了，到凌晨两三点醒过来再也睡不着了。白天的大部分时间里，他都在琢磨怎么样才能治好自己的失眠。

案例分析

经精神科医师检查之后才知道，其实，老刘睡眠不好已有3年多了，他不解的是怎么越想睡就越睡不着觉？于是总想做太多与睡眠有关的努力。在他的家里堆满了各种治疗失眠的仪器和药品，像看到小区里有人推销某品牌的磁疗床，听销售员说对失眠、头晕等症状有特效，试用了两天，感觉睡眠似乎真的好了一点，就买下一整套包括一张磁疗床、玉石磁疗垫、安眠被等等共花了8000多元钱。去年听别人说酸碱性饮水机可以调节人体酸碱度，达到酸碱平衡改善睡眠，也不惜重金花了7000多元买了一台，每天坚持饮用碱性水。在报纸上看到外地某家医院有治疗失眠的老专家，坐了几个小时的车，花了几千元钱买了几个疗程的中药回家服用；也曾看到电视上介绍北京某医院生产的中成药可以治疗失眠，保证无效退款，汇款买了3个月的药，刚开始吃睡眠确实好了一点，从原来的三四个小时延长到五六个小时，但半个月后就一点用都没有了，电话联系那家医院要求退款，却被告知疗程不够等原因，建议继续购买药物服用，拒绝退款。所有的这些所谓特效治疗手段即使有用也只是管上十天半个月的，老刘还在失眠的苦恼中无法自拔，以后则是担心影响身体，直到有一天一个朋友建议他去看心理医生。医生详细了解他的经历后给他的第一条建议就是：放下失眠的包袱，停止做太多与睡眠有关的活动；无所谓今天有没有喝碱性水、睡磁疗床；不管到底是几点钟睡觉的；有了睡意才上床；如果上床后大概半个小时还是无法入睡，可以起床活动，做点轻松的事情，直到有睡意了才重新回到床上。其实让睡眠恢复正常的最好方法是自然对待。每个人的睡眠习惯不同，有的早睡，有的晚睡，有的很快睡着，有的要较长时间才入睡，因此，不必过于关注，就算因为某种原因偶尔难以入睡也不必紧张。老刘可以抱着“没睡着也是休息”的心态，进行全身肌肉放松训练，在不知不觉中睡眠状况就能够逐渐改善。老刘恍然大悟，原来，自己一直把睡眠看得太重，反倒促成了失眠，于是他把所有的东西都束之高阁，听从医生的建议调整，果然睡眠慢慢恢复正常。以前，他睡觉时总是关注自己有没有睡着，由此引起情绪的激起状态，大脑一直兴奋不能抑制，产生久久不能入睡的问题。睡前洗热水澡、喝热牛奶、散步、阅读等方法对睡眠有帮助，但如果对睡眠问题的紧张状态没有消除，也是起不到什么作用的。

相关知识链接与思考

1. 睡眠也遵循“欲速则不达”之规律

也许大家都有过这样的经历，有时越是想去做成某件事情，反而离目标越来越远，这就叫做“欲速则不达”。睡眠就是这样，当我们把睡眠看做是一个严重的问题，要去解决它，要做很多事情来改变它时，恰恰说明我们对睡眠处于一种非常关注的状态，我们的焦虑水平很高，在这样的紧张状态下人本身就是无法入睡的，而在做一些试图帮助睡眠的事情的过程中，对是否能入睡的担心又带来了更多的焦虑，这些努力反倒成了失眠的帮凶。身边中的广告里或在网上，我们随处可见治疗失眠的各种方法手段，为失眠而苦恼的人们恨不得全部尝试，早日走出失眠的阴影，然而最终把自己折磨得更加痛苦不堪。

真正的放松首先是避免做太多与睡眠有关的事情，顺其自然，不去关注今天要不要吃药，会不会失眠，明天有没有头晕等等，放下“不睡觉会死人、失眠影响智力、吃安眠药会上瘾”的包袱，不要刻意为之，让睡眠像你的呼吸一样，自然地发生，你的好睡眠才会随之而来。

如果你确实无法安静入睡，全身肌肉像石头一样紧绷，脑子像一团乱麻控制不住胡思乱想，可以做些放松训练帮助放松。失眠患者就寝前，交感神经系统的兴奋性增高，会觉得肌肉紧张无法放松，甚至有肌肉颤动，心跳加快，血压升高，这是由于焦虑所导致的躯体反应，但我们没有办法命令自己不焦虑，不紧张，而可以通过主动放松肌肉，调节呼吸等方式来反馈抑制焦虑，促进入睡。

2. 简易的放松训练

可以试一下，找个安静的地方坐好或躺好，尽可能让自己舒适，可以放些轻柔的音乐，脑子里想像自己在春天的海边，微风拂面，暖阳洒在身上。首先深呼吸，直至呼吸平稳缓和；握紧拳头约10秒，体会肌肉紧张的感觉，逐渐放松拳头体会沉重、轻松、温暖的感觉；重复一次上述过程；接着是前臂、上臂、颈部、肩部、背部、腹部、臀部、大腿、小腿和双足，每个部位做两次紧张与放松交替，每个动作持续约10秒。每天坚持练习20～30分钟，可以选择睡前练习，转移对睡眠的过分关注，减轻焦虑帮助入睡。

3. 失眠本身的危害往往远不如对失眠恐惧与忧虑所造成的危害大

对失眠的恐惧与忧虑，会产生恶性循环的精神交互作用，即失眠—恐惧—紧张—失眠加重—恐惧加重—紧张加重—失眠更重……因此患了失眠症后，要想克服失眠，必须要学会放松情绪，冷静地接受现实。睡前到户外散步一会儿，放松一下精神，上床前或洗个淋浴，或热水泡脚，然后就寝，对顺利入眠有利。诱导人体进入睡眠状态，有许多具体方法，例如：放松功，已在民间流传，可以借助。放松功即便是整夜不眠，也无大碍，高僧经常静坐(卧)不眠却能长寿就是证明。

十二、拒绝入睡的阿帅反倒能睡着之怪事

案例介绍

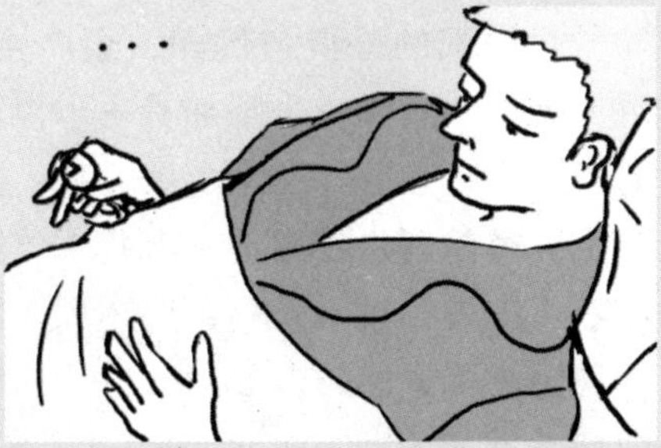

某工厂的工人阿帅，他天生一副好身材，人长得帅气，在厂里还是一个风云的人物，平常骄傲得像个小王子，但心里一直不很平静，总觉得做个工人委屈了自己。5年前开始，常在业余时间去酒吧唱歌跳舞，收入颇丰，但苦于未遇上“伯乐”，未能崭露头角。每每归家，都已近午夜，躺在床上辗转难眠，迟迟不能入睡。若是遇上父母亲的责难呵斥，更是浮想联翩。母亲无奈的眼神、父亲挥舞着的拳头、酒客肆无忌惮地调笑、同事鄙夷的神情——走马灯似的在他的脑海里反复重现，几乎通宵达旦。曾就诊于几所医院，被诊断为“神经衰弱”，服用过多种催眠药物和抗焦虑药物。每种药物服用初期有效，尔后药效渐渐降低，需增加药量才能维持睡眠，直到极量，最后失效。几年来，在药物的帮助下，睡眠时好时坏，但尚能维持基本睡眠。自诉白天精力尚可，情绪也挺不错。但近1年来，病情加剧。工厂因产品滞销，每况愈下，工人们纷纷自谋出路。他更急于改换门庭，常奔波于各文艺团体之间，频频应试却屡屡受挫，凡见到“跳舞大奖赛”“歌手大奖赛”的广告，他总是报名参加，但最好的成绩也只是进入复赛圈。因此，失眠不断加重，几乎任何药都无效，常常是连续几天几夜不能安睡一

次，白天便精神不振，昏昏欲睡。他觉得每次比赛或考试都没有发挥自己的水平，因为失眠影响了他的精神状态。两个月后又有一次跳舞大赛，他不希望错过这次机会。他说为了唱歌跳舞，他已奉献了自己的一切，为此他一直不谈恋爱，把自己大部分的时间和收入都花在拜师学艺上。他希望解决睡眠问题，他说只要每晚能睡上几个小时，他便能在赛期中进入最佳状态，一旦水平发挥正常，优胜非他莫属。

案例分析

阿帅的主要表现是入睡困难。首先是由于入睡前思绪繁杂、情绪焦虑、肌肉紧张，因而入睡的潜伏期延长；另一方面，白天精神萎靡，似睡非睡，实际上是一种代偿，是由于过分疲劳引起大脑的“局部”抑制。大脑的各个“局部”由于相继在白天得到了适当的休息，因而在夜间的不同时间里便较易兴奋。这种大脑里各个局部不是同时地兴奋与抑制，造成了大脑各部分之间睡觉状态与觉醒状态始终不同步、分布不均衡。表现为白天不是充分地觉醒，夜里也不是充分地睡眠。患者的失眠症状令他非常痛苦，求治若渴。医生向他介绍了矛盾意向法，患者入睡困难是大脑皮层未达到足够的抑制的表现，如果让其持续强烈地兴奋，也可能会物极必反，产生抑制，这正符合矛盾意向法的原理。当然，强行使大脑持续兴奋可能会导致一些不良后果，因而有一定风险。但是考虑到他经多种治疗均无疗效，且个人意向坚定，医生决定稍越雷池半步，设计了如下一个治疗方案。刺激物选用易使他兴奋的几首摇滚乐曲，那些奇妙的音响组合震耳欲聋，不时迸发出一阵含混的尖叫声更使人惊心动魄。治疗场地就在患者的家里。患者的父母、妹妹和一位好友配合进行治疗。第一次治疗：安排患者进行紧张劳累的工作和活动，如购物、洗衣、看书、打麻将、唱卡拉OK等。活动一项接一项，不留间隙。晚上由家属好友轮流陪同，或看电视，或做夜宵，或谈天说地。患者午夜之后已有倦意，但由于各种活动持续干扰，患者不得闲暇。黎明时分患者睡意渐浓，不时想闭眼打盹，此时给患者戴上耳机，播放摇滚乐曲，患者精神又振奋起来。时间一久，患者又觉疲乏，想在沙发上靠一会。陪同的人不允许，立即拉患者起身，随着乐曲边哼边跳。中午时分，患者虽然尚在手舞足蹈，但显然已是强弩之末，稍不提醒便站立不动、低头打盹。陪同人员又是一阵喧闹折腾，但患者此时已无动于衷，躺在床上酣然入睡。时间已是下午1点。患者睡得很沉，将他搬放在床上也未弄醒。尽管他睡得很香，我们还是按照预定计划在7小时以后唤醒她。第二次治疗：患者被唤醒时是晚上8点，先是看电视，然后是打麻将，精神很好，通宵达旦。白天，同另一位陪同人一起登山，下山时觉体力不支，中午赶回家中，洗完澡后想上床休息。陪者阻之，让其戴上耳机，击掌顿足，摇滚起来，顷刻之间，那歇斯底里般的歌声、叫声、电声乐和打击乐声，便将其睡意荡涤得无踪无影。患者又显得精神焕发起来，摇头晃脑，又唱又跳。但没过多久，便势头锐减。陪同人又设法与患者进行一阵疲劳战。约在下午5时，患者睡意似不可抵挡，和衣而卧，任人呼叫也不理。第三次治疗：凌晨2点唤醒患者。醒来之后，又是紧凑的活动安排。同前两次一样，在患者想睡时，以大音量摇滚乐冲击。患者约在晚上10点左右入睡，黎明时分被唤起。起床后跑步、收拾房间，恢复正常生活节律。一周后患者告诉医生，他自我感觉很好，不吃安眠药也能睡觉，好开心！这是他以前想都不敢想的。他说凭这种精神状态，大赛胜利在望，一副志在必得的劲头。

相关知识链接与思考

1. 矛盾意向法

也称逆向导眠法。对思维杂乱无法入静的失眠者，如何克服失眠呢？一般可采取逆向导眠法，就是故意从事他们感到害怕的行为，从而使人对该行为的发生感到无所谓，达到使害怕反应不发生的目的。这种方法的理论假设是：人在有意进行某种行为中改变了自己对该种行为的态度，态度的变化使得原来伴随该行为而出现的不适应的情绪状态与该行为脱离，从而达到治疗的目的。对于失眠患者来说，采取此方法的具体内容是，每天晚上睡不着就干脆不睡，索性放弃对睡眠的要求，任其烦恼，任其焦虑，失眠患者甚至可以有意夸大这种焦虑。就寝后，不是去准备入睡，而是舒坦地躺着，想一些曾经历过的愉快事件，并沉浸在幸福情景之中。若是因杂念难以入眠时，不但不去控制杂念，反而接着“杂念”去续编故事，而故事情节应使自己感到身心愉快，故事的篇幅编得越长越久远越好。这些有意的回想与“编故事”既可消除患者对“失眠”的恐惧，也可因大脑皮层正常的兴奋疲劳而转入保护性抑制状态，促进自然入眠。时间一长，失眠者在失眠同时伴随的焦虑紧张就会有所减轻，从而大大有利于改善睡眠。

2. 矛盾意向法具体操作方法

它是一种全新的治疗方法，病人除了常规治疗外，按照平时的睡眠规律上床，不是上床入睡，而是要求病人在上床后要保持清醒，嘱自己不要睡觉，就是让他由原来总想尽快入睡改为有意长时间保持觉醒状态，拒绝入睡，这样病人放弃了入睡的努力，实际上代之以保持觉醒，结果却是焦虑得以缓解，入睡反而易于发生。这种方法的理论是让病人在有意进行某种活动中改变了自己对该行为的态度，态度的变化使得原来伴随该行为而出现的不适情绪状态与该行为脱离。治疗师通过让病人故意从事他们感到害怕的行为，时间长久而病人又没有受到直接的伤害，病人对该行为就会感到无所谓，到达使害怕反应不发生的目的。最终“矛盾意向法”帮助失眠患者消除对失眠的恐惧，走出失眠的困扰。

十三、梦与做梦的误区

案例介绍

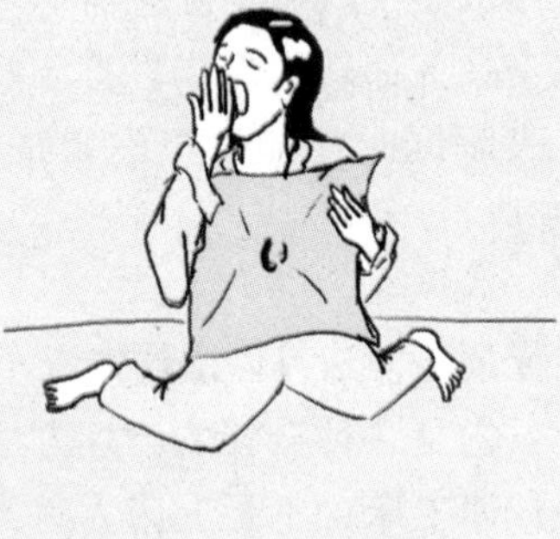

“昨晚又做了一个晚上的梦，早上起来累死了，这样下去怎么办呀？”小园不停向同事抱怨，愁眉苦脸地做着事，她说这种情况已经持续1个多月了，每晚好像都在做梦，而且都是些不好的梦，像被野兽追赶，事情来不及做被老板骂等等，醒过来后小园经常感到一阵阵头昏脑涨，脑子像灌了糨糊，一点都不清醒，心烦，不想起床，更不想上班。这段时间上班压力很大，事情做不完，经常要加班，工作效率下降，而且总是出错，被老板批评了好几次，小园也觉得自己情绪有些变化，很容易生气，动不动就掉眼泪。晚上总做梦的事让小园更加痛苦，想到这样就会更加影响自己的工作状态，她越来越担心，想去看看医生，可又怕吃药。

案例分析

人人必梦，夜夜有梦，做梦并能回忆梦境并非睡眠不深的指标，也不能说做了梦就表示没有睡好。有无梦感和梦感的程度均不能作为失眠与否及失眠程度的客观指征，一个人做了梦能不能记得，完全取决于他醒来的时间。一个人的睡眠周期是固定的，如果他总是在不做梦的睡眠阶段醒过来，他不会记得自己的梦，他总觉得自己没做梦，其实那个做梦的阶段已经过去了；那如果他经常在另外一些睡眠段醒过来，比如梦境最生动的眼动睡眠期，那他就总觉得自己在做梦，好像一整晚都在做梦。

本案例小园抱怨整夜做梦的痛苦其实并不是做梦本身引起的，而更多是因对做梦的误解而带来的不良心理造成的。大部分人并不了解做梦与睡眠的关系，认为做梦等同于失眠，记得自己的梦就是整晚在做梦，为此而苦恼，对自己健康的过分担心，对做梦的过分关注，反而产生更多梦感，梦感的增强又反过来加重对健康的担心，对失眠的恐惧，形成恶性循环。而且，还有一种情况是这些人可能之前就存在心理障碍，像小园，前一段时间的工作压力让她的情绪出现问题，变得焦虑、易发脾气等，在这样状态下本身容易出现多梦感，甚至失眠。

放下多梦的包袱，期望晚上做个好梦，让大脑悄悄地把你经历的事情，学到的知识进行整理吸收，明天开始新一天的生活。

相关知识链接与思考

1. 做梦就表示没睡好吗？

让我们先来看一个实验。研究者通过睡眠脑电图可以检测到人做梦时的脑电波，当睡眠者已出现做梦的脑电波信号时，立即将其唤醒，这样反复多次后发现，打断梦的进行，发现这群人出现了一系列生理异常反应，如脉搏、血压、体温等均升高，植物神经系统机能有所减弱；同时，心理也发生变化，如紧张、焦虑、易怒、记忆障碍、出现幻觉、记忆障碍、定向障碍等，这就是所谓的梦的剥夺实验。显然，做梦是保证人体正常生命活动的重要因素之一。要纠正做梦就是没有休息好的误区。梦是人在睡眠中出现的一种正常的生理现象，每个正常人在睡眠过程中都会做梦，每晚大约做4次梦。梦对人有很多益处：①梦有助于脑功能的恢复和完善。做梦能使脑内蛋白质合成和更新，为大脑恢复功能提供物质基础；②有助于智力的发育。人进入深睡眠期，容易做梦，能量消耗少，合成增加，有利于神经系统的发育，提高人的思考与分析能力，提高智商；③有助于人的创造性思维。人在梦中自由联想，触发灵感，利于产生创造性思维。诗人李白梦中文思长进而“斗酒诗百篇”。如果第二天精神状态很好，就不能认为没有休息好。

2. 人为何会做梦?

实际上，做梦是一种正常的生理现象，人体只要进入睡眠期就可能开始做梦，每晚有80 ~ 120分钟（占总睡眠时间的20% ~ 25%）在做梦，不过多数梦境出现在深睡眠期之后的一个特殊阶段，称为快速动眼期，因为在这个阶段，我们的交感神经开始兴奋，眼皮下面的一双眼球开始快速运动，脑电活动明显增强。在我们熟睡的时候，大脑活动的频率和强度却类似于清醒状态，把白天获得的信息储存提取，整理重组，帮助我们学习，吸收新的知识，巩固这一天所发生的事情的记忆，并且将这些记忆与我们已经知道的事情联系在一起。

据说德国的化学家凯库勒因为对某一种物质的结构式未搞清楚而非常烦恼，百思不得其解，有一天晚上，他梦见一条咬住自己尾巴直打转的小蛇，从而发现了苯环的分子结构。神经科学家让哈佛大学的学生在电脑前坐45分钟，玩一个虚拟现实迷宫的游戏，完成游戏之后，学生们被分为两组，一半的人去睡觉，一半的人则留下来看录像。科学家们用脑电图探测睡觉组的大脑活动，在中途叫醒他们一次，问梦到了什么，或者在他们睡完午觉之后问他们做梦的情况。结果是在第二次测试中，睡觉组相对于不睡觉组更快地找到了特定目标，而其中4位做梦梦到迷宫的同学更厉害，他们的速度不仅比之前提高了，而且是其他睡觉组成员的10倍。所以感觉到自己做梦，能够回忆梦的内容，反而有可能给学习和工作带来创造力。

3. 问梦为何物?

梦是我们最熟悉而又陌生的朋友，梦到底代表什么？从《黄帝内经》开始就有关于梦的记载：“阴盛则梦涉大水恐惧，阳盛则梦大火燔灼，阴阳俱盛则相杀毁伤。”古代医学家认为阴阳五行是致梦的一个重要因素：“肝气盛则梦怒，肺气盛则梦恐惧、哭泣、飞扬，心气盛则梦善笑恐畏，脾气盛则梦歌乐、身体重不举，肾气盛则梦腰脊两解不属。”梦的内容与阴阳五行失调的情况有关。而我们熟悉的《周公解梦》则详细记载了各类梦境的含义，比如梦到穿新鞋表示会交好运，得到恋人等等。但是这些解释和探索仅仅停留在主观猜测阶段，缺乏科学的根据，古人对梦的认识还是有很大的局限性，简单地用某种梦境来推测健康，或认为其能预知未来，随着现代科学的发展而被证实是没有依据的。

对梦的科学研究，源于19世纪，其中最有名的是精神分析学派创始人弗洛伊德的著作《梦的解析》。通过对梦境报告的研究，弗洛伊德认为梦是在清醒时被压抑的本能愿望和恐惧经过伪装后的表现形式。比如我们经常会梦到一些与考试有关的事情，其中多半都是梦见自己在考试，而题目很难，做不出来，眼看就时间要到了，可还是不知道怎么做；或者忘记带重要的东西，像身份证、准考证、笔之类的，正在着急的时候就醒过来了。还有比如喜欢某人，平时见面不多，甚至连说话的机会都没有，但是在梦中却能经常相见。很多梦境都是我们日常关心的问题，如工作、学习或情感等，但其中的场景和人物却变幻无穷，可能是熟悉的亲人朋友或学校公司，也可能是只曾经去过一次的某地或仅数面之缘的某人，实际上梦境都是白天所经历的事情经过复杂、奇怪的重组而成，正所谓“日有所思，夜有所梦”。从精神分析心理学角度看，梦的意义在于“愿望的实现”，现实生活中我们未能获得满足的欲望，可以在梦中释放出来，获得精神上的满足，宣泄了压抑的情绪，有助于保持心理的平衡。

随着对梦的深入研究，更多观点认为，梦境并不是单纯日间经验的表现，而是大脑以此为素材，将日间经验和原先存在的记忆相结合，让做梦者尝试处理未解决的问题，提出可能的解决方法，这就解释了前面提到哈佛学生的迷宫测验，和一些科学家在梦中获得灵感的事例。当我们在睡觉的时候，大脑却在悄悄地工作，过滤整理白天接受的信息，帮助我们醒后更清晰地去处理日常事务，甚至带来创造性的构思。

做梦的时候，大脑处于睡眠状态，掌管运动的大脑皮层也在休息中，虽然我们的梦境中有运动的意念，如遇到危险要逃跑等，这时发放的运动冲动会被大脑皮层压抑下来，我们只能静止地做梦，因此有时会产生想跑跑不了，双腿不听指挥，或眼睛睁不开等等不舒服的感觉。反之，如果这种抑制功能出现障碍，梦中的行动被如实地表现出来，就可能会出现睡眠中的异常行为，如和梦中的人吵架、手脚乱动，甚至殴打睡在身边的配偶等情况，属于一种睡眠障碍，需要药物治疗。

十四、用催眠术来解决失眠的误区

案例介绍

任某，男，60岁，退休，因“失眠10余年”就诊。

患者10年前开始担任领导职务，自感职责重大，而开始出现失眠，主要表现为难以入睡、多梦、早醒，晨起后有头晕、大脑不清醒，间断服用了许多“安眠”药物，也吃了不少的中药，“服药能睡、不服则失眠”，在这种状况下坚持工作至退休。按说退休后工作压力没有了，睡眠应该好了。但失眠仍困扰着患者，现在倒是能睡着，但梦多，睡2个小时左右就不能再入睡，即使睡着了也自觉迷迷糊糊的，外面发生的事情都知道。后来听说催眠的方法可以治疗失眠，遂来诊室，要求做催眠治疗。考虑患者的失眠以早醒、睡眠时间短为主，而且在对患者进行催眠的解释和治疗前的检查中，发现患者虽然十分接受催眠治疗，但其接受暗示的程度不高，不适合做催眠治疗。根据患者的实际情况，治疗师给患者拟出个人调整加药物治疗的方案，个人调整方面要求患者将自己每天的生活安排得充实些、发展一些兴趣爱好，药物方面用调节情绪的药物合并催眠药物，经过3个星期的调整，患者能睡5个小时左右，而且只是偶尔吃一点催眠的药物。

案例分析

催眠术听起来很神奇，但并非对人人都有效，催眠术是有适应人群的，通常那些接受暗示强的人比较容易被催眠。被催眠者不排斥催眠，同时容易接受暗示，这样的人才容易被催眠。每个人的意识都有自我防御功能，自我意识很强的人是不会被催眠的。

催眠对场景要求也比较高，要非常安静，光线柔和，在治疗师舒缓、温和的语言引领下，去想像一些场景，慢慢进入睡眠的状态。

在治疗过程中，可能会暴露一些潜意识的、深层认识的问题。以往的电影中曾看到过特务在被催眠的情况下吐露情报，这是可能的。在被催眠时，人的自我防御意识层次会下降，因此容易泄露平时守口如瓶的信息。

因为会造成被治疗者自我防御意识的下降，让催眠成为一种比较敏感的治疗方法。曾发生过这样的案例，有不良从业者利用催眠术，对女性受治者进行侵犯。因此，实施催眠术，对治疗师是有严格要求的。催眠只是心理咨询师的一项技能，是治疗心理问题最快的途径之一。催眠师不允许违背求助者意愿进行催眠，对于催眠师来说，有道德层面的禁忌，比如家属想借催眠探听被催眠者的秘密，或丈夫想测试妻子的忠诚度等，都会遭到催眠师的拒绝。

通常，催眠治疗中如牵涉患者的隐私，一般要求家属在场，但这种情况下，干扰因素多，治疗效果也不好。因此，催眠治疗时一般不涉及潜意识的内容，而只是作为放松手段，说到底催眠治疗只是心理治疗的常用方法之一。

相关知识链接与思考

1. 催眠术的历史回顾

催眠术存在已有几千年的历史了，在一些传说和小说里可以看到催眠术的影子，包括许多神仙之术如定身术、隐身术、唇读术、千里眼、顺风耳等，著名的《聊斋》中就有许多这样的故事。

《种梨》：有个乡下人推着一车梨到街上卖，有一道士在车前请乡下人施舍他一个梨。乡下人吝啬，坚决不给。有人出钱买了个梨，送给道士。道士向他表示感谢，然后又对围观者说：“出家人不知道吝惜是什么，我有很好吃的梨，拿出来请大家一同品尝。”于是他大口大口地把梨吃下去，将梨核放在手上，解开肩上破土的工具，挖了个数寸深的坑，先把梨核放进去，然后又用土盖上，并向观众要用水浇灌。喜欢凑热闹的人赶忙向路边小店要了一碗水，道士接过来浇在坑里。在众人的注视下，梨树的嫩芽出土，渐渐长大；忽然间便长成了树，树叶茂盛；一会儿就开了花；又一会儿便结了梨，个大芳香，压弯了每个树枝。道士就从树上摘下梨送给观众。赠完梨后，道士就用长刀砍倒梨树，从容而去。乡下人也在一边看得出了神，等缓过神后才发现自己的梨没有了，车辕也被砍断了。

《崂山道士》：一天晚上，道士跟两个神仙喝酒。天色已经昏暗，还没点灯烛，道士就剪了像镜子一般的纸贴在墙壁上。不一会儿，如同明亮的月亮照耀屋内，光亮能照出极细微的东西。道士把筷子向月亮中抛去，一位美人从月光中走出，最开始不满一尺，到了地上，就与常人一般高了。她腰肢纤细，面容秀美，轻盈地跳起霓裳羽衣舞。不久又歌唱道：“仙哪，仙哪！还会回去吗？还会把我禁闭在广寒宫吗？”她的声音清脆高扬，响亮得如同洞箫中吹出的声响。歌唱完了，（嫦娥）轻盈旋转而上，一跃登上了桌子，大家正对嫦娥感到惊奇时，（嫦娥）已经又变成了一支筷子。酒后又把这几位神仙送回月宫。道士把这一过程让徒弟看到，使徒弟叹羡不已。

一直被这样的故事所吸引，但笔者一直都不敢确信，后来学习心理学后，发现这些看来不可思议的事情，完全可以运用心理学技术——催眠术去实现，也就是说这些故事里有了催眠术的影子。心理学家运用心理学技术可以人为制造幻觉、错觉，比如听力过敏而成所谓顺风耳，视力过敏而成千里眼，对眼前的东西视而不见，而成隐身术；可以使人失去自我控制，被摆布成一个姿势长时间不动，呈木僵状态，而成定身术。崂山道士把筷子变成嫦娥跳舞是错觉，无中生有叫来几个人陪酒是幻觉。

2. 什么是催眠术?

所谓催眠术是指在完全自愿的条件下，由催眠师采用刺激人的视觉、听觉、触觉等方法而引起的类似睡眠的状态。这种状态与普通睡眠不同，相当于一种梦幻状态或恍惚状态，此时只引起大脑皮层不完全抑制。这时，被催眠者的思想和精力集中到某一点上，难以产生别的思维和感觉，容易接受暗示，进而影响被催眠者的认知和行为，以达到调整机体功能，舒畅情怀，解除病痛等的目的。

催眠状态不一定是迷糊的状态，个体很清醒，但可能没有意识到自己已处于催眠状态。从小到大，个人整个性格、价值观的形成，很多情况下是在社会暗示下形成的，这是非常广义的催眠状态。所以催眠状态并不是很难理解的罕见的东西，而是生活中很常见的东西，只不过催眠师浓缩、集中起来，用一种可以操作的手段把它再现而已。催眠是催眠师运用心理学手段在受术者头脑中唤起的一种特殊意境，这种意境能使人的心理对生理的控制力充分发挥，比如催眠术可以使

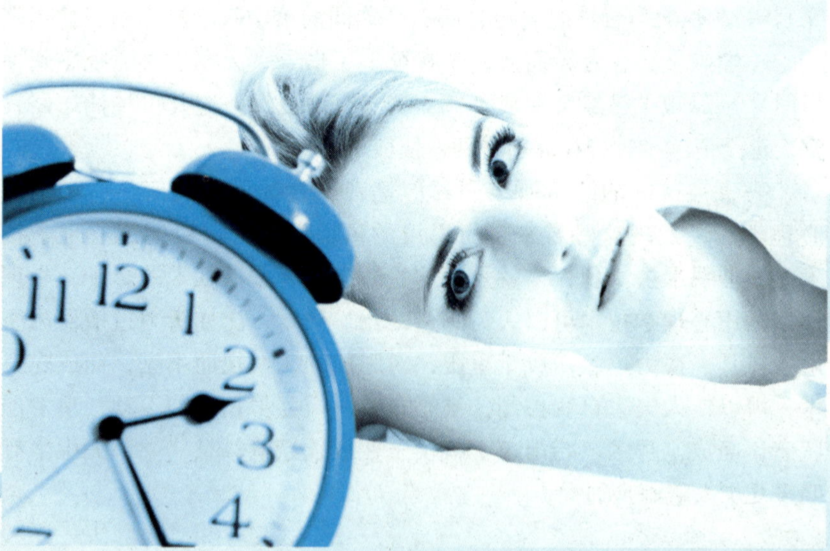

人失去痛觉，从而接受无痛手术；可以减轻心理压力，强化生存意志；可以消除心身疲惫，矫正不良习惯等等。特别有意义的是，催眠术能大幅度提高人的记忆力，在催眠状态下，被催眠者的思维只同催眠师的指令进行“单线联系”，外界的一切对受术者都不构成干扰，从而使注意力和头脑清晰度达到最高极限。正因为如此，国外一些心理学家已经把催眠术作为开发青少年智力的手段之一。

现实生活中催眠状态也非常常见，每个人都经历过，当你感觉到，你的意识已经放弃了，在完全接受的条件下工作的时候，基本上就是催眠状态。举一个最通俗的例子——谈恋爱，当你面对恋人时，可能完全接受他的态度，放弃了自己所有的东西，没有自我，这就是一种催眠状态。又如看电影，如果你被影片深深吸引，完全进入了情节，已经忘记了周围的时间和空间，这也是催眠状态，潜意识当中你已经放弃了你的东西。

3. 催眠术的疗效评价

从催眠最初的发展开始，就被用来进行生理、心理疾病的治疗。催眠疗法治疗失眠是应用一定的催眠技术使人进入催眠状态，并用积极的暗示控制病人心身状态和行为的一种心理治疗方法，通过正性意念来消除焦虑、紧张、恐惧等负性意念。

要想拥有安稳的睡眠，必须内心安宁平和。多数失眠者患的是“失眠担心症”，开始时是偶然事件造成的失眠，后来则是因为担心失眠而导致失眠，把睡眠当成一天中重要的任务来完成，越失眠就越担心，越担心就越失眠，形成恶性循环并深陷其中无法自拔。催眠治疗就是要消除这种紧张担心的条件反射。治疗在温馨舒适的环境中进行，伴随着优美的音乐，治疗师一方面用专业轻柔的语言，引导来访者进入深度放松状态，一方面引导其体验深度放松的感觉，让来访者在意识清醒状态下真切地触摸到入睡的感觉，并学习掌握与这种入睡感觉建立连接的方法，使来访者对入睡建立信心，消除对失眠的担心。对于担心失眠者来说，只要消除紧张担心的感觉，内心平静，睡眠自然会好转。

催眠疗法对失眠有非常高的疗效，但催眠并不等于睡眠。在催眠师语言的诱导下，能使患者达到全身乃至心灵深处的放松。催眠师的循循诱导，能帮助患者摆脱所有影响睡眠的症结；再通过一针见血的语言指令，使一切造成压力、紧张、不安、挫折的因素得以宣泄，深层的病因被催眠师消除，从而能使患者体验到心身放松的快感和愉悦。只要经常体验这种松弛状态，那么恢复正常的睡眠就指日可待了。

身体疾病导致的失眠，也可通过催眠疗法进行辅助治疗。潜意识对调节和控制人体的内分泌、呼吸、消化、血液循环、免疫、物质代谢等均起着很大作用。当内心充满焦虑紧张等消极情绪时，体内会有大量的P物质和去甲肾上腺素释放，使全身血管收缩，气滞血淤，各种身心疾病由此产生。而人处于喜悦、大笑、回忆幸福的体验时，会有大量的脑啡肽分泌，脑啡呔是人体内部主要的止痛物质，其止痛能力超过自然吗啡的200多倍。如果在催眠状态下不断地强化积极情感、良好的感觉以及正确的观念，消除焦虑紧张等消极情绪，大脑中枢神经也会分泌大量的脑啡肽，不但有止痛作用，而且让人内心安详宁静，从而改善睡眠质量。

十五、人到七十还失眠的王老汉的误区

案例介绍

王某，男，68岁，因失眠3年来诊。王某诉3年前开始无明显原因出现失眠，表现为难入睡，一到床上就觉得大脑特别清醒，好不容易睡着了，就开始做噩梦，每天只能睡一到两个小时，受失眠折磨已经整整3年了。因为长期失眠，白天他的精神状态一直不好，少言寡语，不想做事，唉声叹气，怨天尤人。

案例分析

王老汉的情况在老年人当中并不少见。常言道，“前三十年睡不够，后三十年睡不着”，随着年龄增长，人的睡眠能力会逐渐下降，睡眠时间也会渐渐缩短，睡眠质量也会越来越差。起初，王老汉不认为失眠是个大问题，认为年纪大了，睡眠减少是正常的事，过一段时间自然会睡得好，更不愿去看精神科医师，所以一拖就是3年，后来，发现因睡眠不好，躯体出现许多不舒服，感到心慌、心悸、颈项部酸痛、食欲下降等，这才引起他的重视。

相关知识链接与思考

1. 老年睡眠障碍

它是老年期最常见的神经精神症状之一，几乎90%以上的老人在某一段时间里都有过失眠和白天睡眠过多的主诉，调查发现，老年人睡眠

障碍很常见，各种睡眠障碍患病率为55.7%，且60岁以上老年人的深睡眠只占总睡眠时间的10%以下，70～80岁的老年人深睡眠仅占总睡眠时间的5%～7%。由于深睡眠持续时间的大大减少，老年人睡眠主要是由快速眼动期睡眠和非快速眼动期睡眠的浅睡眠构成。老年人往往为了获得较好的复原满意度，延长待在床上的时间。总之，老年人的睡眠特点主要表现为睡眠能力显著下降，入睡和夜间觉醒时间长，睡眠质量差，睡眠浅且易受内外因素的干扰，觉醒次数增加，正常的睡眠觉醒周期消失，出现片段化睡眠，睡眠效率大大下降等等，另外，睡眠时相前移，趋向早睡和早起。尽管老年人夜间睡眠在减少，白天频繁出现小睡时间的总和却与年轻人的总睡眠时间相等。

2. 老年失眠与中青年失眠的不同之处

老年睡眠障碍与老年失眠的区别在前面已讨论过，在此不再赘述，故主要讨论老年失眠与中青年失眠的不同之处，并消除中青年容易失眠，到年老就自然睡得好了的误区。

人一生中有1/3的时间处于睡眠中，而全世界有近1/3的人群存在睡眠问题。现代社会生活紧张，竞争激烈，面临升学压力的中学生，被称为“白骨精”（白领、骨干、精英）的青年人加入进来，和中老年人一起是失眠的三大高发人群。

压力较大的中学生和“白骨精”失眠的比例占到失眠人群的一半左右，公务员、警察、教师、医生、媒体从业人员和企业高管患上失眠的几率很高。这些行业也属于人们通常所说的白领，更多地受金融危机、股市、房价、子女教育等社会问题的影响。其失眠的原因大多与生活、学习、工作以及期间人际关系带来压力造成的。随着生活节奏的加快，中青年人群承受的压力越来越大，当承受的压力超过个人时间和空间所能容纳的程度时，人会出现一种“耗竭”感，出现失眠，失眠是人承受压力负荷过多的一个早期表现。

面对工作、生活压力大导致的失眠，有的人道听途说，为排解压力而故意打乱生物钟，他们上网、看电视、看电影、娱乐或彻夜玩乐，导致睡眠节律更加紊乱，反过来加重失眠。

虽然睡眠时间、睡眠习惯因人而异，但人体生物钟是相对固定的，人的睡眠应该有规律，如果没章法，睡眠质量就很难保证。有些白领一到周末就补觉，有时甚至睡到下午，这样反而打破正常的睡眠规律，睡醒后会很不舒服。同样，到了礼拜天的晚上又会睡不着，这样恶性循环，导致了每到周一，因晚起而迟到的上班族非常多，而且白天出现没精神、乏力、无食欲、易疲劳、心悸，抵抗力差、易激怒、经常性感冒或口腔溃疡、便秘等亚健康状况。

值得忧虑的是，大多数失眠者都不认为失眠是一种病，进入了一个思维的误区，认为中青年容易失眠，到年老就自然睡得好了，为此从不去医院就诊，导致身体越来越差，失眠也越来越严重。此外，心理卫生知识的宣传与普及不力是另一个原因，许多老百姓失眠了，不认为是一种病，也不知道上哪里去看。大部分患者长期徘徊在神经内科等内科门诊，得不到专业服务，治疗效果欠佳。因此对精神科医务工作者来说，加大心理卫生知识的宣传与普及，还有一段很长的路要走。

人们通常认为，中青年压力大，想法多，失眠发病率高，情有可原，但老年人安享晚年，想法已不多，与其说是失眠，不如理解为睡眠本身就需求减少。然而，事实上，人到老年，失眠频繁发生，成为困扰老年人生活、影响老年人身心健康的大难题。平日总听到不少老年人抱怨，自己身体一向很好，可就是晚上翻来覆去睡不着，好不容易睡着了，也总是做梦，睡得特别轻，一点响动就能被吵醒，如此下去身体怎么能受得了呢？而那些有病缠身的老年人失眠发生率更高。

老年人睡眠的确不如年轻人那么长，老年人比年轻时睡眠减少，这是一种正常的生理现象，并不一定比以前睡得少了就会影响身体健康。对于老年人来说，只要每天能保持3个小时的深睡眠时间，就足以保证健康了。而其余的睡眠时间，不要急着起床，躺在床上静静休息，也能够有效缓解失眠，达到休息的目的。

老年失眠不同于中青年失眠，与精神压力关系不大，不像中青年那样主要由精神压力沉重所致。老年失眠是由年老带来的全身和大脑皮质生理衰退所导致的，与中青年失眠没有必要的联系。人的老龄化，伴有多器官、系统生理储备下降，这种改变也可出现在维持睡眠的系统中。随着年龄的增加，活动量小、光照不足、唤醒阈降低、自主神经活动能力改变、昼夜节律改变等因素可使高质量睡眠的生理储备减少，导致失眠。此外，由于老年人发生各种疾病或问题的频率增加，也能降低老年人对睡眠质量的主观评估。生理储备降低、疾病负荷增加，两者结合更使老年人睡眠质量不佳的发生率较高。

由此可见，老年人失眠与中青年失眠的原因有很大的不同。

3. 老年人失眠的原因有哪些?

失眠的原因在前面已陈述过，在此，仅针对老年人失眠的原因来进一步阐述，其答案有多种，有心理因素和环境因素，也有一些是由于生理疾患，或服用药物和酒精之类兴奋性饮料所引起的，但以心理因素为主，那是因为只有人类才会有失眠！人类的一切行为活动表现，都受心理因素的支配，人的喜、怒、哀、乐、悲、恐、惊的心理因素均能使老年人失眠。失眠的出现使许多老年人感到惊慌、恐惧，认为失眠会对健康大为不利。由于把睡眠对身体健康的意义估计过高、过重，因此，总是想多睡。于是，晚上8点钟就躺下了；有的总是吃安眠药；有的用酒来代替安眠药等等这类老年人为了睡得好，房间要暗、怕光，要静、怕吵，甚至不许家里的人讲话。他们越是这样，就越增加心理压力越睡不好，比家里所有的人都睡得早而又起得最迟，这是因为他们在睡觉时心事重重。这类老年人很多大白天不活动，总是想心事，因而，生理上没有睡眠的要求，也就睡不好。

4. 给失眠老年朋友的建议

老年人出现失眠，应查明原因，针对性的治疗，对于一些由于心理或正常生理变化的，不好过于紧张，不然反而会加重病情，甚至导致或加重身心疾病。那么，老年朋友怎样才能睡个好觉呢？

（1）注意睡姿以“卧如弓”为佳，尤以右侧卧位为好，可有利于肌肉组织松弛，消除疲劳，帮助胃中食物朝十二指肠方向推动，还能避免心脏受压。右侧卧位过久，可调换为仰卧位。全身肌肉尽量放松，保持气血通畅，呼吸自然平和。

（2）老年人以木板床为宜，上垫床褥，宜柔软、平坦、厚薄适中，被子、床单、枕头均须整洁，使人感到舒适。

（3）避免睡前兴奋，睡前不要做高强度的活动，不宜看紧张刺激的电视节目和电影，不看深奥难懂的书籍，勿饮浓茶或咖啡。

（4）睡前进食会增加胃肠的负担，易引起做噩梦、说梦话，应尽量避免。

（5）睡前热水泡脚促使血管扩张，可使睡意曚昽，入睡时间缩短，睡得更熟、更香。

（6）老年人入睡较困难，应有一个安静、清洁舒适的环境。睡前关灯或灯光柔和暗淡，避免四周噪声，室内温度不宜过冷过热，温度不宜过高过低。睡前开窗通气，让室内空气清新，氧气充足，有助于睡眠。

（7）早晨不要太早出去锻炼，因为早晨在太阳没有出来之前，地下道的漳气、浊气正往上走（尤其是城市），这些气对人体损伤是较严重的。

十六、酒能助眠的误区——借酒浇“眠”更难眠的程某

案例介绍

程某，男，35岁，未婚，建筑工程师，15年前在职业技术学院读书时因与自己苦苦追求6年之久的中学同学分手，心里难以承受如此打击，失恋后开始借酒消愁，起初由于饮酒后能忘记失恋的痛苦而很快入睡，为此程某养成嗜酒习惯，从此也不谈恋爱。近1年来，程某感到饮酒至酒醉才易入睡，且容易早醒，一般在凌晨3点钟左右醒过来，然后再也无法入睡，第二天精神萎靡不振，停止饮酒则食之无味，情绪不好，乏力，想酒喝，入睡困难，久而久之，影响工作和生活。回顾过去，程某长叹一声，借酒浇“眠”更难眠啊！于是经朋友介绍到戒酒中心治疗。

案例分析

本案例中的程某，因失恋而嗜酒，起初依赖酒精来麻痹自己，睡得很快，解决了自己因失恋而睡不着的问题，但后来慢慢发展成了酒依赖伴发失眠，借酒不但不能帮助他睡眠，反而导致更加严重的睡眠问题，到戒酒中心治疗后使程某认识到原来认为酒能助眠是错误的，自己要重新改变认知和态度，从而下定决心戒酒，慢慢地改善了失眠。

相关知识链接与思考

1. 认为喝酒助睡的误区

酒精对白天瞌睡和夜间睡眠均有影响。在醒觉时饮酒可体验到酒

精对人体影响的两个阶段：即经过开始的唤起或兴奋后随之的镇静效应。血液中酒精浓度越高，多次小睡试验入睡潜伏期越短，饮酒前额外睡一觉的人比常规每天睡8小时的人更少体验到酒后的睡意。傍晚或晚间睡意较浓的时刻饮酒幸福时光更可能诱发睡意，而且这种睡意比血中酒精浓度持续更久些直到去睡眠为止。因此在幸福时段饮酒，即便血中酒精浓度降为零，睡意仍会保持，对于晚间酒后驾驶这一点特别重要。由于酒精可帮助人放松并产生睡意，有人会借酒帮助自己入睡。睡前适度饮酒的确入睡较快且最初循环的睡眠时间也增加，但进入眼动睡眠延迟且总的眼动睡眠时间在上半夜减少。由于血中酒精以较快的速度清除，后半夜血乙醇浓度已近于0，开始出现回弹，睡眠变得不宁和受干扰，净效应睡眠相对不良。如果连续几个晚上如此，上述前半段效应会减低而后半段效应则保持。接下来即便不饮酒也会出现过度眼动睡眠。

因为酒有一些镇静之效，许多失眠的人们便通过喝酒来改善睡眠。酒精对于最初的入睡是有些许帮助的，但随着身体的分解，它往往会在后半夜损害睡眠质量，使睡眠的整体时间减少。经常性的在睡前喝酒会削弱其促进入睡的功效，相反，破坏性的效用却会保持甚至增加。特别是酒精所致精神障碍（例如酒依赖）的病人在早期一醉方“休”，酒后酣睡，一旦成瘾后或出现精神症状后，失眠便是其主要的“心病”。

2. 应对酒后失眠的措施

吃些蛋白质可以使身心宁静，做好入睡准备，再也别靠酒来助眠。反之，可用氨基酸、茶氨酸、牛磺酸、5-羟色胺酸、伽马氨基丁酸和一些药草比如柠檬香精、西番莲、甘菊，一些根茎采制的镇静剂。如果饮酒成瘾后失眠，那么就需戒酒，可以到专科医院进行戒酒方面的咨询，服用多种维生素，必要时在医生的指导下服用镇静催眠药。

十七、失眠之后害怕会发疯的小雪

案例介绍

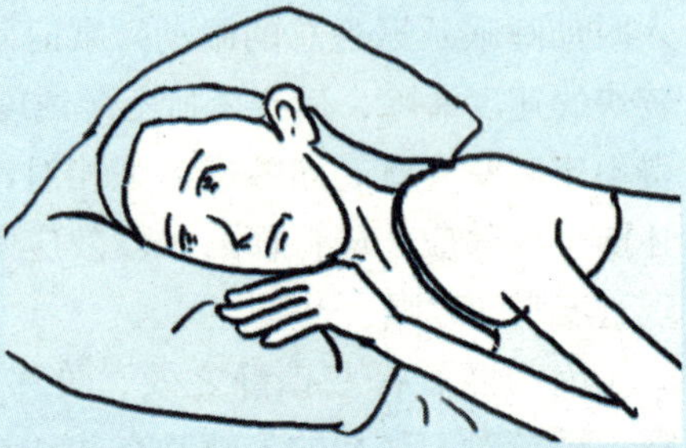

小雪，女，汉族，18岁，某中学高三年级学生。半年前开始出现睡眠较差的症状，翻来覆去总是不能入眠，即使睡着了，梦也很多，容易醒，但尚能入睡，早晨醒后感觉头痛，头晕脑涨，疲劳，全身酸痛，上课时无精打采，哈欠连天，注意力难以集中，虽然抬着头在听课，但脑子却在想着别的事情，上自习课时，看一会儿书就会又去想别的事情，根本控制不住。同时自觉记忆力大不如从前，容易忘事，为此学习受到很大影响。原来学习成绩很好，总是排在班里前几名，近年来成绩下降明显，甚至出现某些科目不及格的现象；生活感到困难重重，难以应付，烦恼不堪，精神紧张，做事情爱着急，急躁，经常为一点儿小事就发脾气，事后也感到后悔，但是控制不住，内心感到非常痛苦，曾到医院看医生，被给予口服补脑安神类药物，情况未见明显改善，最近听说学校里有一位同学得了“精神病”，被家人接回去休学了，感到更加紧张，害怕自己会发疯。要求妈妈带她到心理咨询中心咨询。

应小雪的要求，小雪的妈妈带她到心理咨询中心进行咨询，在咨询室里，小雪谈了自己的情况：到了高三以后，感到同学们都投入更多的时间来学习，平时的一些课外活动也不开展了，小雪的成绩在班里排前几名，属于上重点大学的学生；而高三后，有几个同学经过努力，成绩上升较快，小雪担心同学的成绩超过她，高考时抢了她心中理想的大学的招生名额。为此她课外活动时间也在学习，整天在想如何才能学得更好，保住自己在班上的名次，后来出现上课走神，睡眠差了，一考试就感到脑子一片空白，考过后发试卷下来做，又能写出来，感到很着急，认为自己脑子是否有问题了，再加上听说有一个同学得了“精神病”，小雪又担心自己会不会变疯了。叙述完自己的情况，小雪急切要求心理医生帮她解决问题。

案例分析

与心理医生的对接，心理医生安排小雪进行了心理测验，结果提示中度焦虑和轻度抑郁。心理医生分析了小雪的情况，由于她要应对高考的压力，过度担心自己的成绩，产生了焦虑、抑郁情绪，影响了学习、睡眠。心理医生给小雪进行了心理疏导，安排她进行了脑电生物反馈治疗，并配合使用了少量的调节情绪药物，告知小雪“一晚睡不好对身体也没有什么影响，睡不好也不会发疯，当然更不会因此死掉”，小雪最终从担心之中走了出来，顺利参加了高考，取得了较理想的成绩。

相关知识链接与思考

1. 处于“亚健康”状态的人易出现失眠

失眠的原因有很多，精神心理因素是重要的因素之一，现代社会生活节奏加快，学习或工作的竞争激烈，交通和住房的拥挤，环境噪音和污染，人际之间的歧视、诽谤，各种意外刺激等，使人们长期处在紧张焦虑的情绪状态，相当一部分人群处于“亚健康”状态，而他们更易失眠。

2. 如何防止失眠发展成精神病?

精神病人会有失眠，但失眠并不一定发展成精神病。有些重性精神病人的早期会出现失眠，但这只是它的个别症状。失眠是一种心理失调的表现，属于暂时的功能性障碍，并非大脑或神经系统的器质性病变，有关失眠的详细内容已在前面阐述，需要明白的是，采取合理的综合应对措施，失眠是可以治愈的。

一旦出现失眠之后，要早诊早治早预防。首先分析失眠的原因，解除对失眠的焦虑和恐惧情绪，锻炼坚强的意志和开朗的性格，树立治疗信心；其次，正确对待人生，正确对待和处理各种矛盾，克服多愁善感的情绪，树立正确的世界观、人生观。其实失眠本身的影响远远低于失眠所导致的焦虑、抑郁及恐惧的影响，在治疗中意识到这一点相当重要。

十八、服安眠药的黄女士害怕像吸毒那样成瘾

案例介绍

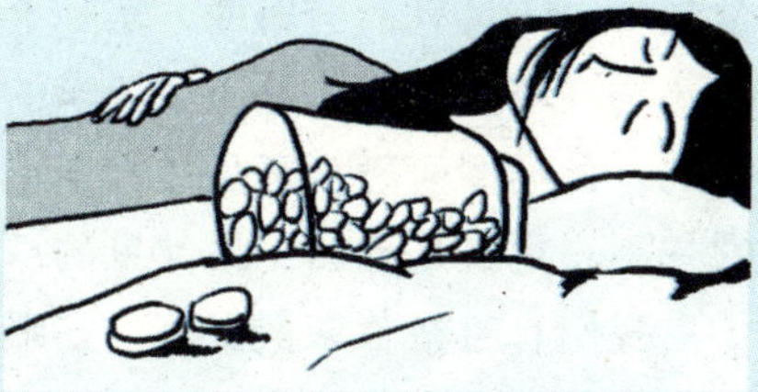

黄女士，35岁，因失眠6年，已连续服用安眠药3年，起初每天2～4片，后来增加至6～8片，如果不吃，便整夜不眠，次日头昏脑涨，心烦意乱，焦躁不安，感觉坐也不是，站也不是，走路像踩在棉花上，好像身体不是自己的，甚至感到痛不欲生，多次萌生自杀的念头，但因牵挂年老的父母及年幼的孩子而最终放弃自杀的念头。目前已增至12片/天，一旦吃药后，方可入睡，身体的不适及痛苦才消失。为此她认为自己服安眠药上瘾了，担心自己是不是在吸毒，或者说，自己服用越来越多的安眠药，与吸毒成瘾后需递增毒品剂量没有两样。

案例分析

黄女士因多年失眠，服用安眠药，从最少的2片/天就有效到后来增加至12片/天才有效，像黄女士这种情况并不少见，有很多失眠患者服用较大剂量的安眠药，认为自己如同行尸走肉，每天离不开那么多的安眠药。不错，黄女士对该安眠药已经产生了依赖，包括心理依赖和身体依赖，也就是我们平常所说的“药物成瘾”，但绝对不是在“吸毒”，因为安眠药成瘾性及危害性均没有毒品那么强，且安眠药成瘾

容易戒掉。后来，黄女士听医生解释之后才放心，接受专科医院的专业治疗，经过医生多次心理咨询及综合治疗，并坚持按医生讲的去做，她的失眠真正好了，也摆脱了对安眠药的依赖。

相关知识链接与思考

1. 什么是药物成瘾或依赖?

我们以前一提到药物成瘾，就会想到吸毒。而吸毒不单纯是一个医学概念，还具有社会属性，实际上，“吸毒”是一个法律的概念，而“药物成瘾或依赖”是一个医学的概念。“毒品成瘾”仅仅是药物成瘾的一种类型而已。毒品是肯定可以让人上瘾的，但是能够让人上瘾的并不一定就是毒品！最常见的酒成瘾或烟草成瘾就是一个很好的例子，我们有时在临床上见到的安眠药、止咳药水和曲马多为代表的处方药成瘾也不是吸毒！

2. 吸毒究竟是怎么一回事?

处方药成瘾是一种新型的疾病。我们平常说的吸毒，主要指海洛因、鸦片、麻古、摇头丸等的成瘾。它们之间是有很大区别的。但目前国内社会各界包括医疗界对这种疾病了解不多，很多人把处方药成瘾跟吸毒混淆，以为这跟吸毒差不多，但实际上有本质性的区别。从法律的角度上来说，止咳药水等处方药滥用成瘾，不是违法行为，但吸食海洛因则是违法的；处方药物的流动不存在非法牟利，而海洛因的流动过程中存在非法牟取暴利；从临床角度上来看，这些止咳药水和曲马多成瘾的病人，戒除效果比较好，而海洛因则很难戒除；一个很重要的原因是海洛因成瘾者的人格缺陷严重甚至有人格障碍，而处方药物成瘾则往往是由于疾病开始；从社会的角度来说，处方药成瘾相对于海洛因成瘾，它对社会的危害性要小得多。海洛因滥用非常容易传播艾滋病，有数据提示国内63%～70%的艾滋病患者是通过吸毒的方式感染的。而处方药成瘾一般来讲不会导致艾滋病的传播。

当然，虽然处方药成瘾对社会的危害没有吸毒那么大，但如果不治疗或者治疗不当，患者会感到痛苦不堪，有些患者会走上吸毒甚至偷抢等违法犯罪的道路。据某些地区的家长向我们反映，他们当地一些止咳药水滥用成瘾的孩子为了买药，已经发展到抢钱，而且手段非常凶狠。这提醒我们如果忽视对这类疾病的治疗和预防，最终会影响社会的稳定。

另外，据国际毒麻药品管理局2006年的报告指出：在欧美发达国家，处方药滥用成瘾已经超过了除大麻以外的所有非法毒品的滥用成瘾。换句话讲，处方药成瘾在国外已经成为一种新的流行趋势。在青少年药物成瘾的患者里，他们往往选择危害小的处方药和非处方药滥用，但是不知道这些药物长期大量滥用后也会成瘾，不清楚这也会对身体、心理和人格等各方面造成很大的危害，而这些药物比较容易买到，也更加容易泛滥。因此，社会各界应该对处方药滥用成瘾的危害充分重视起来。

3. 睡眠的优势观念

失眠持续下去的主要原因不是疾病本身，而是对睡眠过度关注的优势观念等。安眠药可以解决今晚的睡眠，但是不能保证明天不失眠。对于过度关注睡眠的优势观念，安眠药却无能为力，因此后者才是导致慢性失眠症的真正原因。由于过度的关注自己的睡眠，导致患者产生对睡眠的“预期性焦虑”，有人称之为“失眠恐怖症”，即一想到晚间的睡眠就担忧害怕，害怕渡过漫漫的长夜，天一黑就开始为自己的睡眠做准备，事实上存在着这样严重的思想负担是很难实现正常睡眠的。过度关注睡眠的优势观念导致的第二个结果就是患者的警觉性提高，一般人的睡眠周期是90分钟左右，也就是90分钟可能就要醒来一次，健康睡眠的人这时的意识是出于朦胧状态，因此能够迅速的再次入睡，而失眠症患者这时却往往要反思自己刚才的睡眠情况，甚至看表计算刚才的睡眠时间，为再次入睡又开始做积极的思想准备，所有这些都会导致患者的意识迅速进入到完全清醒的状态，导致再次入睡的困难。另外，由于过分关注睡眠，把睡眠当成人生第一要务。昨晚没睡好，那么，今天白天补回来呀，有事没事，想方设法弥补昨晚的失眠，从闭目养神到终日卧床休息。殊不知，你白天睡够了，晚上还怎么睡呀？就算白天睡不着，躺多了，也会影响晚上的睡眠。

4. 如何解决失眠者过度关注睡眠的优势观念？

主要依靠以下两个方面，一是积极寻求心理帮助，通过一系列心理辅导摆脱对失眠的恐惧情绪；二是要改变自己的生活习惯，白天不是睡觉的时间，尽量不要卧床。白天经常进行体育运动。运动可以调节大脑的兴奋区域，使精神趋于协调。养成良好的作息习惯，到时候就该睡觉，早上按时起床，不赖床。有规律的生活习惯，有助于提高睡眠质量。

还有一种经常抱怨自己一夜未睡的人，周围的人却发现他在睡眠，甚至有时睡得很沉，还发出轻轻的鼾声，但是一旦醒来他却极力否认刚才发生的一切，声称自己并没有睡眠，并坚持每晚服用安眠药，医学称之为“睡眠认知障碍”，是“睡眠感的缺失”在作怪，这些病人要靠多导睡眠图的检查确认其睡眠的真实情况然后实施相应的干预。

另外适当地应用安眠药也是必要的。但要记住，服用安眠药不是治病，只是为了减少一点调整过程中的痛苦。短时间，适当剂量的安眠药不会导致成瘾，相反，对纠正睡眠紊乱是很有帮助的。但必须指出，安眠药不能随便乱吃，一定要找专业的医生开处方才能应用。

5. 失眠的药物治疗

当今社会，失眠已成为一种流行病。在我国有高达45.4%的人一生中有过失眠的经历。偶尔一两天失眠并无大碍，时过境迁，放松之后一般均可恢复正常，一般对人不会产生任何影响。但长期失眠会导致人体免疫力下降，还会对大脑产生影响，表现为记忆力减退，学习和工作效率下降，甚至导致人的情绪及精神出现障碍。经常失眠者甚至可引起老年人痴呆提前出现，还会使人过早衰老，缩短寿命。既然长期失眠对人的影响如此之大，那么治疗失眠则显得尤为重要。2006年，中国睡眠专家达成共识，临床治疗失眠的目标是：①缓解症状，即改善患者的睡眠状况；②保持正常睡眠结构，在用安眠药物的时候选择对睡眠结构影响小的药物，以增加深睡眠；③恢复社会功能，提高患者的生活质量。

而安眠药则是改善睡眠的最为重要的药物之一，它在患者服后可以看到立竿见影的作用，患者在睡前服用后，大多都能享受到甜美的睡眠，次日精神则有很大的好转。药物作为目前失眠治疗的一个重要组成部分，它有3方面的作用：①治疗引起失眠的潜在性疾病，如抑郁、偏头痛、睡眠呼吸暂停综合征等；②阻止短暂性失眠变成慢性失眠，使睡眠—觉醒节律快速恢复；③打破失眠引起对睡眠的继发性焦虑，避免进一步加重失眠的恶性循环。

多项研究表明，安眠药可以改善患者的入睡时间、睡眠的完整性和效率等多个方面问题。但是，大多数安眠药都存在耐受性和依赖性的问题，不能长期应用，这大大限制了它在慢性失眠和老年人中的应用。而且药物的“宿醉现象”(服药第二天晨起后觉得头晕像昨晚喝醉酒一样)会影响患者第二天的工作表现，甚至会造成危险。药物的“宿醉现象”还可能增加第二天的日间睡眠，干扰夜间睡眠，使治疗进一步复杂化。而且，糟糕的是药物治疗并不能改变患者对睡眠的错误观念和态度，这不可避免地影响了药物的疗效，尤其是长期疗效。

在用药物治疗失眠的过程中，患者常常会有许多疑问和担心。服用安眠药，会不会对身体产生危害？会不会上瘾？实际上，从临床观察来看，如果在专科医生的指导下合理使用，还没有患者因服用安眠药而造成肝肾损害的报道，尽管有些患者反映“吃安眠药后感觉脑子反应慢”，但停药后即可恢复正常。实际上，长期失眠对记忆的损害更大。其实，只要在专科医生的指导下合理使用，长期服用安眠药也是安全的。适量用药1年内不会对躯体产生明显损害。现在有很多使用安眠药数十年并没有任何脏器损害的例子。专家也不主张过分限制安眠药的使用，尤其是老年人，与其长期饱受失眠的痛苦，不如适当用药提高生活质量，同时避免焦虑、抑郁及长期失眠造成的脑功能损害。

人类使用安眠药的历史很长，可选择的药物也很多。从古代酒精和中药（酸枣仁、茯苓等），到19世纪的溴化物、水合氯醛、巴比妥类（这类药物目前已经基本不再应用）。目前使用比较多的安眠药物有两大类：苯二氮卓类和非苯二氮卓类，这两类药物的安全性和疗效都有很大程度的提高。

（1）苯二氮卓类：苯二氮卓类药物是目前使用最广泛的安眠药，分短效、中效和长效。短效药物的半衰期在1.5～3小时，包括咪唑安定、三唑仑等，可用于入睡困难的患者。短效药物易产生依赖性，撤药后可能出现反跳性失眠。中效药物的半衰期是10～20小时，包括舒乐安定、阿普唑仑、劳拉西泮等，适用于睡眠不实、睡眠中反复觉醒的患者。长效药物的半衰期是20～50小时，包括安定、硝基安定、氯硝安定等。此类安眠药起效慢、疗效长，适用于睡眠不实和早醒患者。患者服用后易产生次日困倦感、乏力，因此建议将服药时间提前到睡前1小时或更早，以减轻药物的残余作用。

（2）非苯二氮卓类：这是新一代安眠药，疗效安全、可靠，较少出现药物依赖和撤药后的反跳性失眠，而且不影响睡眠结构，目前正在广泛应用于临床，有取代苯二氮卓类的趋势。这类药物包括唑吡坦、左匹克隆、扎来普隆等。

在安眠药种类的选择上，绝不是盲目的，医生通常要根据患者的具体情况制定治疗方案。病人的失眠时间和失眠程度，以及对生活的影响等，都是选择安眠药物的参考依据。短期一过性失眠者，可以选择非苯二氮卓类安眠药或短效药物，如唑吡坦、左匹克隆等，间断或按需服用。入睡困难的患者，可选择起效快、作用时间短的短效安眠药，如唑吡坦、咪唑安定、三唑仑等。睡眠不深、易觉醒的患者，可选用中效安眠药。早醒患者可选择长效安眠药。

在服用药物治疗期间，患者应定期随访，短期治疗可1～2周随访1次，慢性失眠需要长期治疗的患者应该每4～8周随访1次。随访过程中，医生会根据患者睡眠情况调整安眠药的用法及用量。

有些人提出交替使用不同种类安眠药，以减少药物成瘾的问题，这种主观愿望也许很好，但是专家不主张频繁更换安眠药。如果确实疗效不好，要分析是安眠药选择不恰当，还是病人的心理问题没有解决。此外，需要提醒患者，无论是否进行药物治疗，患者首先应建立健康的睡眠习惯，这对治疗失眠很关键。

6. 怎样服用安眠药才能防止上瘾?

失眠了，是否该吃安眠药，不同的人，不同的医生有不同的见解。通常来说，对待安眠药的态度有两种截然不同的观点，一种人闻之色变，完全抗拒；另一种人则随意乱吃。其实，对于一些失眠病人，使用一些必要的安眠药是必要的，正确、合理、规范使用安眠药一般不会上瘾，但要注意几个问题。

（1）为防止上瘾，用足量最关键。有研究认为，安眠药是否成瘾与单次服用的量关系不大，最关键的是服药的时间。连续吃两个月的安眠药其成瘾的可能性远大于短时间一次吃好几片。有的人认为，使用安眠药的最主要作用在于，迅速改善患者的睡眠质量，当过了急性期失眠阶段，失眠状况得到改善一段时间后，可以改为按需间断服药。如果一开始服药剂量不足，不能快速解决失眠问题，以致病情反复，则可能会延长服药时间，增加成瘾的危险性。因此，要避免成瘾，患者应该遵医嘱服药。

（2）安眠药成瘾往往与服用者的性格有关。同样是服用8个星期的安眠药，有的人不会上瘾，有的人则可能上瘾；同样是上网，有的人会形成网瘾，有的人则不会；这与性格有较大关系，因为有人本身就是容易成瘾的性格。

（3）不要随意服用安眠药。有些人偶尔失眠，就紧张兮兮地找安眠药吃，总觉得偶尔吃一两次药没事，虽然这样不会对身体造成损害，但时间长了，仍有可能造成药物依赖。实际上，很多时候没必要吃。失眠可由多种原因造成，往往是某种潜在问题（如抑郁症、焦虑症，或其他疾病）的一个症状，为此要在医生帮助下找到病因，对因施治。原发病治疗好了失眠症也随之缓解。

（4）选对安眠药，才有好疗效。至于安眠药的种类已在前面陈述。苯二氮卓类药物，除了镇静促眠的作用，它还有抗焦虑作用，故这类药物是当前使用最广泛的安眠药，但也有一定的成瘾性。这类药有安定、舒乐安定、佳静安定、氯硝基安定、氟安定等。最新一代安眠药思诺思、左匹克隆等，成瘾性较小，疗效个体差异较大。

（5）服用安眠药还应该注意药物的作用时间。失眠症分为入睡困难、睡眠浅易惊醒、多梦和早醒等。为解决入睡困难，可选用起效快、作用时间短的药如三唑仑、米达唑仑等；如睡眠浅、易惊醒者可选用中效的如佳静安定、舒乐安定；早醒、睡程短的病人可选用长效氯硝基安定、氟安定等。这样用药既可减少副作用，又可增加疗效。

7. 不能单靠服安眠药入睡或保持睡眠

大多数失眠的患者都有这样的体会，尽管服用了十几年甚至几十年各种治疗失眠的药物，也采用了所有能够打听到的促进睡眠的方法，但是到头来还是在“失眠—安眠药—失败挫折”中循环往复。这是为什么呢？其实一般来说，失眠不是疾病，不是能用药治好的。人们却像对待躯体性疾病（如高血压、细菌感染等）一样对待它，总认为世上有一种神秘的药物，只要服用了它，就会永远的恢复安然入眠的生理状态。事实上，失眠是一种心理问题，心理问题要比躯体性疾病产生的机制复杂得多，其治疗也就相对复杂些，因此，单纯依靠安眠药治不好失眠症。

安眠药掩盖了睡眠的问题，并没有解决失眠的深层次问题。关于睡眠的研究发现：无论是处方的还是非处方的，在长期看来都是有害的。它们都有成瘾性，并有潜在的危险。对于短期的使用，也许有时需要些安眠药，但是一段时间后，它们只会让失眠的状况更糟，不是更好。如果服用安眠药一段时间，则需请求医生帮助制定一套养生的方法，脱离对它们的依赖。

十九、认为睡觉磨牙都是生理现象的误区

案例介绍

张某，男，56岁，因女儿磨牙5个月而前来代为女儿咨询。

张某代述，自己的女儿及女婿现在在日本，作为外国人想在日本生存下来是很辛苦的，每天夫妻俩起早摸黑，平均每天都是晚上1点左右睡觉，早上又早起，就像上足了发条的钟表在拼命地运转。可是最近5个月，女儿被发现在晚上睡觉的时候，经常有磨牙的现象。起初没在意，以为是偶尔的现象。打电话问朋友，说是消化不好造成的，注意一下休息和饮食就自然会消失。到当地看了口腔科，没发现什么问题，可是最近几乎每天晚上都有，会不会是因为太疲劳才引起这种磨牙现象的。为此，女儿特地打电话回来要父亲前来咨询。

案例分析

与精神科医师对接，告知张某，睡眠磨牙，是在睡眠中出现不自觉的磨牙现象，其发生率约占总人口的5%，以年轻人为多。精神紧张，心理焦虑、抑郁、愤怒等心理因素在睡眠中的表现之一就是磨牙。当面对应激性生活事件，承受心理压力时，由于这些愤怒、憎恨等不良情绪不适合在意识清醒时表达出来，而被压抑在潜意识之中。睡着后，大脑对这些压抑情绪的调控减弱，这些被压抑的情绪便通过梦、磨牙等方式表达出来，出现夜磨牙、噩梦等现象。

磨牙是由于咀嚼肌反复收缩，上下牙齿相互碰撞发出声响引起的。磨牙症是人在睡眠或醒着时无意识的、产生上下牙齿彼此磨动或

紧咬的现象，危害最严重的是夜间的紧咬牙和夜磨牙。由于牙齿磨动时常伴有“咯吱咯吱”的声音，通常也叫“咬牙”。又因为它多发生在夜间睡眠时，又叫“睡觉磨牙”。夜磨牙可分为持续性夜磨牙和间断性夜磨牙，其中大多数是间断性夜磨牙。

人在6岁至13岁都处于换牙期，为适应上下牙齿磨合都会有磨牙现象。对于处于乳牙萌出期和乳恒牙替换期的孩子来说，夜磨牙是正在建立正常咀嚼关系的一种活动，属于正常生理现象。但是，过了换牙期的青少年和成人若常有磨牙的现象发生就是一种病态现象，需引起注意。

本例中张某的女儿，工作压力大，没多少时间休息和放松，紧张、压抑等情绪闷在心中，晚上磨牙以示抗议。因此调剂生活、合理休息非常重要，特别要注意避免睡前忙碌个不停，或睡前剧烈运动，不然睡眠中兴奋的神经会发出“信号”命令面部的咀嚼肌活动，而出现磨牙的现象，经过张某将咨询结果电话告知其女儿后，其女儿磨牙逐渐缓解。

相关知识链接与思考

1. 青少年儿童和成人睡觉磨牙常见的原因

（1）精神因素，情绪紧张是磨牙症最常见的发病因素。当遭遇应激性生活事件时，个体承受巨大的心理压力而得不到合理地宣泄，这些压力及其情绪被压抑于潜意识之中，很可能通过磨牙等方式表达出来，表现在睡眠中出现磨牙。许多学者的调查和分析结果证实，磨牙者较非磨牙者有更多的悲观、沮丧等情绪，说明磨牙与情绪紧张、压抑、悲观关系密切。当然并不是说所有的人出现上述情况时都会磨牙，这里存在个体的差异，只能说当您发生磨牙时，应该往这方面找找原因。

白天过度兴奋、紧张、愤怒以及精神受了刺激，使得夜间睡觉时心情不能平静而发生磨牙，比如那些白天工作过于紧张，夜晚睡前还忙碌不停、过于疲劳的人，入睡以后虽然大部分大脑皮质处于抑制状态，但还会有一部分脑区（如脑桥的三叉神经）处于兴奋状态。这样，这部分兴奋脑区就会发出“信号”命令面部的咀嚼肌做短暂持续的收缩，于是就表现为下颌不由自主地上下左右前后运动，从而发出“咯吱”的磨牙声。

（2）肠内寄生虫病，尤其是肠蛔虫病，在儿童中相当多见；肠里有寄生虫或其他原因，人在夜晚熟睡时，寄生虫在肠腔里蠕动，使得神经受到了某种刺激，引起神经反射作用，导致磨牙。此外，虫体分泌或排出的某些代谢产物也会不断刺激正在熟睡中的人体大脑的相应部位，使有些人夜间咀嚼肌持续收缩从而造成磨牙现象。

（3）牙齿接触的异常，牙齿和牙列的疾患。龋齿没有得到及时治疗，继而发生牙髓炎、根尖周炎，引起疼痛、脓肿，这些会造成单侧咀嚼习惯。长期偏侧咀嚼，会使咬合不均匀，引发牙合障碍，从而导致持续性夜磨牙，以及牙列不齐，如牙齿拥挤、反牙合，开牙合等，都会使牙合不协调，从而引起夜磨牙。另外牙合的类型、牙齿的位置、牙齿的松动和修复等，与磨牙症的发生都有一定的关系。

（4）过度疲劳以及职业因素，如从事精细工作者，运动员、网络技术工作者、文字工作者及钟表匠、设计师等易患磨牙症，这同时也与精神紧张有关。

（5）体内缺乏维生素、微量元素者易患磨牙症，如相当一部分少年儿童夜间磨牙就是因为偏食、挑食使身体营养不均衡导致的。

（6）长期磨牙中枢神经系统失控，成为习惯性磨牙症，磨牙与梦游、遗尿、噩梦一样是一种不自主的下意识动作，是睡眠中部分大脑兴奋的表现，是失去高级中枢调节控制的一种反应。由于大脑皮质活动受到控制，下意识的闭颌反射增加，肌肉张力和收缩的节律性均发生明显改变，出现紧咬和磨牙的活动。大部分长期性磨牙的患者最根本的原因与此相关，磨牙成为其睡眠中的一种条件反射行为。

（7）少年儿童在8～11岁换牙期间，因为牙龈发痒，容易产生轻微的磨牙现象，这期间的磨牙属正常现象，过了这个阶段，通常会自行消失。如果比较严重请到医院就诊，听取医师的意见。

另外，性格内向、情绪激动、经常口中咬东西成习惯的人也容易患磨牙症，同时，睡眠中侧卧位和俯卧位睡眠姿势也容易产生磨牙症。这些姿势使上下颌受压不均匀，关节位置改变，牙齿形成干扰接触致颌肌张力增加，表现出咬牙或磨牙。睡眠磨牙一般发生在浅睡眠阶段，伴有身体的活动和心率的增加。次日醒来，常感两腮疼痛、头痛等不适感。

2. 睡觉磨牙的不良影响

每个牙齿分为3部分：长在牙槽里的是牙根，露在外面的是牙冠，牙根和牙冠之间是牙颈。构成牙齿的主要物质是牙本质，在牙冠部分牙本质的外层有乳白色、坚硬的牙釉质。牙齿中央的腔为牙髓腔，其中充满了牙髓，有丰富的血管和神经。磨牙导致牙齿强烈地叩击在一起，又没有食物缓和，唾液的分泌量也相应减少，牙齿得不到润滑，即所谓的“干磨”。夜里磨牙，上下牙直接接触，不仅力量大，而且持续时间长，造成牙釉质过分磨损，使其下面的牙本质暴露出来，就会对冷、热、酸、甜等刺激食物过敏以及影响牙齿美观；重者可导致牙床经常出血、发炎、牙齿松动甚至脱落。此外，长期磨牙还会引发一系列并发症。如长期磨牙导致咀嚼肌得不到休息，造成咀嚼肌的疲劳和疼痛、腮帮疼痛；严重时引发头痛、颈背部阵痛等；还会导致睡眠质量下降、记忆力减退、引发口臭或口腔异味、损伤听力和味觉。

青少年的磨牙不仅会造成牙颌畸形，还会影响到他们的身体发育，甚至导致孤独、胆小等心理问题。另外，磨牙还会影响亲人和自己的睡眠质量，使患者精神紧张，严重者甚至会导致抑郁而产生轻生等不良的后果。危害最严重的磨牙症是夜间的紧咬牙和夜磨牙。夜间磨牙虽然暂时不会感到有什么痛苦，但是长此以往，可引起牙齿牙合面和邻面的严重磨损，及并发各种病症，顽固性磨牙症会导致牙周组织破坏、牙齿松动或移位，牙龈退缩，齿槽骨丧失。白天咀嚼食物时也会摩擦牙齿，但对牙齿很少有损害，这是因为咀嚼时，上下牙齿之间的食物好比是个垫子，同时还有充分唾液，使牙齿滑润，所以就不容易磨损。在吃饭时看上去咀嚼了很长时间，但大部分时间是在上下运动，真正直接牙齿接触只有4分钟左右。而在夜间磨牙，则情况就大不一样了，口内既无食物，口腔内的分泌物也减少，牙齿得不到必要的润滑，而形成"干磨"，好比推空磨一样。这样对牙齿的磨损很大，后果也比较严重，此时磨损的牙齿往往会有不同程度的发酸或疼痛，有时也会造成颞下颌关节功能紊乱症，因破坏了牙颌牙合系统的形态和功能。它又可引起咀嚼肌功能异常，如咀嚼肌功能亢进、痉挛、疲乏、疼痛等。肌肉收缩不平衡、牙合位置异常、颌间垂直高度改变，也直接影响颞下颌关节的正常形态和功能，表现出下颌关节处疼痛、关节弹响、张口受限等症状。疼痛为压迫性和钝性，早晨起床时尤为显著。

由此可见，对磨牙的毛病，不可忽视。要消除磨牙症，首先患者要努力解除紧张和不愉快的情绪；其次是到医院治疗，经过一段时间治疗，磨牙症是可治愈的。

3. 出现睡觉磨牙该如何对付?

处理原则是阻断病因，减少损害。首先是对症、对病因的综合治疗，先解除颌骨肌肉痉挛，阻断牙合干扰，消除或减轻磨牙症的发生，再进行其他处理。对于症状较轻时可不做处理，注意休息。除去致病因素，调牙合，治疗与磨牙症发病有关的全身疾病等。白天避免玩得过度兴奋。睡前让精神松弛，不看刺激性影视片。到医院检查是否有肠道寄生虫病，在医生的指导下驱虫。纠正牙颌系统不良习惯：如单侧咀嚼、咬铅笔等。以上治疗仍未见好转应到口腔医院制作一个牙列垫，牙列垫可消除干扰，缓解肌紧张。晚上睡前戴在牙列上，早晨取下。具体详细叙述如下：①心理治疗：磨牙症患者，确实有精神心理因素的作用，使颌骨肌肉张力过度。如情绪紧张、忧虑、对磨牙症有担心或恐惧心理等。这时应解除其思想顾虑，建立治疗疾病的信心。消除紧张情绪，心胸开阔，合理安排工作，必要时口服安眠药，还要养成良好的生活习惯，起居有规律，晚餐不宜吃得过饱，睡前不做剧烈运动，特别是小孩应养成讲卫生的习惯；②肌肉松弛疗法：颌骨肌肉过分紧张是引起磨牙症的原因之一，解除肌肉过度紧张是控制磨牙症的必要手段之一。常用的方法有：肌松弛仪的应用；体疗，进行咀嚼肌的生理功能训练；按摩；视听暗示等方法；③咬合板的应用：顽固性病例应制作颌垫，睡前戴上。可防止直接磨损牙齿。这样不仅可能使夜间磨牙减少，而且可以获得更好的休息，对工作、学习、身体都有好处；④调牙合治疗：通过调磨少量牙体组织，去除咬合干扰及牙合早接触，建立天然牙的牙合平衡关系，以达到咬合、咀嚼肌、颞下颌关节三者间的生理平衡，消除磨牙症；⑤对症治疗，对于有错牙合畸形的病人先进行正畸。必要时进行修复或牙周组织疾病的治疗；⑥驱虫治疗：小儿患有蛔虫病时，蛔虫所产生的毒素及其代谢产物被人体吸收后，会出现一些神经的症状，磨牙就是其中的症状之一。因此，若发现小儿患有蛔虫病时，则应使用驱虫药物。

4. 睡觉磨牙的预防

应从病因入手，才能收到好的效果。总结起来，常见的预防方法有：①白天时让嘴保持在健康的休息状态，即让牙齿维持松弛，最好是嘴唇相合，牙齿相离；②咬苹果或生萝卜等东西使上下颚疲劳，可镇定嘴巴；③热敷上下颚，可松弛咬合肌肉，也可减少头痛的机会；④可到体育用品店买护齿套，有助于防止夜间磨牙；⑤磨牙与压力最有关系，因此放松心情是最好的办法；⑥减少咖啡因与精制碳水化合物的摄取量；⑦洗温水澡，款待自己；⑧学习放松的方法，例如冥想或渐进式放松。

二十、森田疗法治疗失眠——打破失眠与焦虑的精神交互作用的阿兰

案例介绍

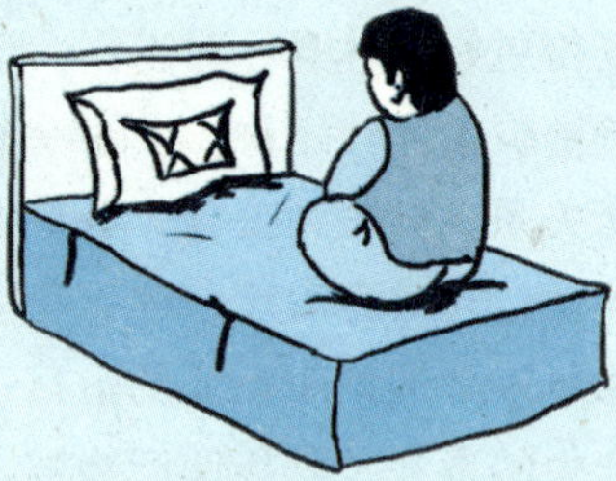

阿兰，女，36岁，因居住地4个月前有机器施工噪音影响睡眠而表现难入睡，有时整夜不眠，心情烦躁，担心第二天精神不好影响工作及健康，对入睡时间及睡眠质量非常不满意，为此患者睡前总担心会失眠，感到心慌，害怕噪音及中途醒来，精神压力大，自己觉得精神不好，没办法正常上班和生活。为让自己睡好，患者更换居住地、对房子装修的选材、色调等均要考虑促进睡眠因素，吃的、用的、工作环境等一切均都要把是否睡眠放在第一位考虑，整天搜寻一些有关改善睡眠的信息，并为此购买大量的保健品、治疗仪（睡眠枕等），但往往开始几天有效，过后仍觉得疗效不尽如人意，并对治疗失去信心，有时觉得活着痛苦受罪，都不想活了。之后到医院进行诊治，诊断“失眠症”，予以药物治疗，服药后能入睡，情绪相对稳定，但害怕药物副作用，服药不规则，病情时好时差，又离不开药物，身边总是要备用睡眠药物，如果晚上超过12点不能入睡则马上要求服药，如果身边没有备药物就会有心慌、焦虑、害怕睡不好的表现，故很多社会活动均不敢参加，如外出旅游等。为此前来咨询就诊。

案例分析

患者对睡眠时间及质量不满意4个月，极度关注失眠结果，自己感到苦恼难受，社会功能明显受损。诊断：失眠症。目前经治疗睡眠好转，但患者仍以睡眠为中心，对失眠预期焦虑明显，失眠与焦虑的精神交互作用仍然存在，对睡眠形成优势关注，想极力控制失眠，但总是越控制越失眠。真可谓“欲想一浪平息一浪，反而波浪叠起（森田用语）”。嘱患者服药治疗的同时配合做森田治疗，打破失眠与焦虑的精神交互作用。具体要求如下：

①保持正常的作息时间，每天应按时睡觉，按时起床，不因为晚上睡不着而白天补睡，请假休息等；②带着失眠的不适生活工作，失眠可能会有精神差、心烦、困倦等不适，但不能因为这个而改变工作和生活计划，带着失眠症状去做自己应该做的事情；③对睡眠顺其自然，如果晚上有睡不好，难入睡，也不强求一定要几点钟前睡着，或一晚一定要睡几小时，能睡几小时就睡几小时，相信今晚睡不好明晚就会睡得好一些，抱有“睡不着也是休息”的心态，困了自然就睡得着了；④恢复正常的工作及社交活动，不因为失眠问题而改变自己的生活计划，应做到“为所当为”，该干什么干什么，能做什么做什么；⑤培养更多的兴趣爱好，不以睡眠为中心，培养更多的兴趣爱好，生活中除了睡眠之外，还有更多更丰富多彩的内容；⑥阅读森田书本、哲理书籍，学习森田理论，促进自己认知的改变；并坚持书写森田日记，只记录当前做事的心得和以后要做事的计划，避免反复记录自己对睡眠体验和病情描述，采取“不问失眠症状”疗法；⑦定期复诊，即1～2周复诊一次，与医生一起总结前阶段的治疗情况，计划下一步的治疗，直到治疗结束。患者按计划一边服药一边按要求配合森田治疗，开始2周仍有失眠及焦虑担心，1个月后情绪稳定，能正常工作，半年后停药，睡眠恢复正常，社会功能恢复，自觉在治疗过程中个性得到完善，为人处世均较以往容易想得开，并感到知足常乐，

心情愉快，失眠问题则是功到自然成，迎刃而解。

相关知识链接与思考

1. 森田疗法

由日本慈惠医科大学森田正马教授于1920年创立的适用于神经质症的特殊疗法，是一种顺其自然、为所当为的心理治疗方法，具有与精神分析疗法、行为疗法可相提并论的地位。森田疗法主要的适应证是所谓“神经质”。大致包括当今分类中的焦虑症、恐怖症、强迫症、疑病症、神经症性失眠等。森田认为发生神经质的人都有疑病素质。他们对身体和心理方面的不适极为敏感，而过敏的感觉又会促使进一步注意体验某种感觉。这样一来，感觉和注意就出现一种交互作用，森田称这一现象为“精神交互作用”，认为它是神经质产生的基本机制。

森田疗法的基本治疗原则就是“顺其自然”。顺其自然就是接受和服从事物运行的客观法则，它能最终打破神经质病人的精神交互作用。而要做到顺其自然就要求病人在这一态度的指导下正视消极体验，接受各种症状的出现，把心思放在应该去做的事情上。这样，病人心理的动机冲突就排除了，自然而然，他的痛苦就减轻了。

2. 门诊森田疗法与住院森田疗法

症状较轻的可让当事人阅读森田疗法的自助读物，坚持书写森田日记，并定期到门诊接受医生的指导；症状较重的则需住院。住院治疗分4个时期：第一期绝对卧床期，4~7天，禁止病人做任何的事情，病人会有无聊的感觉，总想做点什么；第二期轻作业期，3~7天，此期间除可轻微劳动外仍然不能做其他事情，但开始让病人写日记；第三期重作业期，3~7天，病人可开始读书，让他努力去工作，以体验全心投入工作以及完成工作后的喜悦；第四期社会实践期，7~14天，为出院准备期，病人可进入一些复杂的实际生活实践。

森田疗法一些基本理念，特别是顺其自然，为所当为的治疗原则，表现出浓厚的东方文化色彩。这是源于东方文化，比较适合于东方文化的中国人。

3. 森田疗法应对失眠的缘由

用于治疗失眠患者有很多成功的案例，因为失眠患者本身就是对失眠高度敏感，且对失眠预期焦虑明显，做事均以睡眠为中心，越是关注重视睡眠越是焦虑明显，越焦虑就越失眠，越失眠就越痛苦，这样就形成一个恶性循环，形成精神交互作用，正如"欲想一浪平息一浪，反而波浪迭起"。而森田疗法"顺其自然，为所当为"的理念正是打破这种精神交互作用的法宝，让患者带着这种失眠和焦虑的不适去生活、工作，放弃以睡眠为中心的做法，坚信"外表自然，内心健康"，每天按时起床，规律作息，去感受工作、生活带来的充实和成就感，这样患者的焦虑水平就会大大降低，且在这一过程中转移了对睡眠的关注，情绪变得平稳，睡眠就会逐渐好起来。所以森田疗法对治疗失眠是一个非常有用的方法。在此值得一提的是，在当今治疗过程中，为了操作方便，通常应用改良的森田疗法来进行治疗，即不经过经典的四期，或省略绝对卧床期、轻作业期、重作业期，而直接进入社会实践期或仅用森田理论的指导改变其人生态度。如通过森田疗法的理论、森田用语及一些道家思想、哲理故事来影响患者的认知，从而改变其行为，打破患者睡眠与焦虑的精神交互作用，促进患者培养健康的睡眠习惯和心态。其实，态度决定一切，人生态度一改变，一切都会变，包括对失眠的态度的转变，自然缓解失眠。

三十一、转变失眠认知解决失眠难题的徐总经理

案例介绍

徐某，53岁，某金融机构总经理，2年前因金融危机有一些投资存在风险，压力较大，影响睡眠，时有入睡困难、早醒等睡眠问题。后来这些投资都拿回来了，没什么压力了，睡眠也一直不好，在床上躺几个小时都睡不着，经常看钟表的时间，越看时间心里越着急，越想睡着，反而越感难入睡，陷入恶性循环，导致晚上只睡两三个小时，第二天精神差，头晕，心情烦躁，为此辞工在家休养，并反复到医院就诊取药改善睡眠。用过中药、西药、理疗、保健器材（如睡眠枕）等，往往开始感到效果好，过几天又觉得效果不满意，对药物的副作用和睡眠的时长关注，自觉晚上睡不好，第二天早上就赖床不起，每到晚上睡觉时就担心失眠，回忆失眠就痛苦，心情烦躁。平时做事以睡眠为重，有助于睡眠的就做，对睡眠有影响的坚决不做，病情时好时坏。目前睡眠仍不满意，认为不能像以前那样一觉到天亮，起床后头脑没有那种神清气爽的状态，故来医院咨询求助。

案例分析

徐某的主要问题是失眠及继发失眠的情绪问题，经治疗睡眠好转，但焦虑情绪仍然存在，对失眠及治疗仍过分关注，患得患失，整天惦记着失眠的事，社会功能受损不能恢复正常的工作生活。后来又由于对失眠的处理不当，工作压力大，于是失眠变本加厉。其实，失眠本身的危害往往远不如对失眠恐惧与忧虑所造成的危害大。对失眠

的恐惧与忧虑，使其陷入失眠的恶性循环，即失眠—恐惧—紧张—失眠加重—恐惧加重—紧张加重—失眠更重……因此患了失眠症后，要想克服失眠，必须要学会放松情绪，冷静地接受现实。

本案例采用药物治疗联合认知心理治疗，加强对失眠常识的了解，改变对失眠后果的自动负性思维模式，建立起新的睡眠认知，减轻心理压力。经过2个月时间的调整，徐某的病情明显好转，情绪稳定，对睡眠不再担心，并恢复了日常工作。自己对治疗有信心，对减药或停药也不再关注了，生活作息规律，虽然有时偶有睡不好，当能坦然面对。嘱其继续巩固治疗，加强认知心理治疗。

相关知识链接与思考

1. 认知疗法简介

认知心理治疗是根据认知过程影响情感和行为的理论假设，通过改变认知技术来纠正患者的不良认知，从而达到治疗目的的心理治疗方法。它强调认知过程是心理行为决定因素，认为情绪和行为的产生依赖于个体对环境情况所做的评价，而这种评价又受个人的信念、假设观念等认知因素的作用和影响。认知心理治疗就是通过改变人的认知过程和由这一过程中所产生的观念来纠正本人适应不良的情绪或行为。治疗的目标不仅是针对行为、情绪的外在表现，而且分析患者现实的思维活动，找出错误的认知，加以纠正。20世纪60年代初由美国临床心理学家阿尔伯特·艾里斯倡导的ABCDE理论包括一套通过认识不合理信念到改变不合理信念，进而调整情绪和行为的步骤和阶段，它始终强调现在，重视人的理性力量，相信人最终通过自我调节而顺应环境，把人的主动性提高到一个重要位置。

一般人总习惯于认为把自己的不良情绪归结于环境事件，但ABC理论认为，个体对事件的情绪和行为反应的结果C(Consequence)不是由某一诱发性事件A(Activating event)直接引起来的，而是由经历这一事件的个体对这一事件的解释和评价B(Belief)引起的，而解释和评价则源于人们的信念。ABC理论的独特之处在于强调B过程的重要作用，认为A只是造成C的间接原因，B才是情绪和行为反应C的直接原因。ABC的简要关系常见图1。故在认知治疗的时候，一定要详细询问病史，了解其病情引发的真正原因和后果，即诱发事件（A）与情绪行为的后果（C），这样才能真正改变其由事件（A）引起的信念（对A的评价、解释等）即（B）过程，才能使其病情得到有针对性的治疗。具体操作如下：

（1）帮助患者对失眠常识的了解，包括人正常的睡眠时间是多少，有多少比例的人有睡眠问题，失眠后的治疗手段有哪些，疗效如何以及失眠导致的情绪、行为、躯体问题等等，增强患者对失眠问题的控制感，降低对失眠的预期焦虑水平。

（2）改变患者既往的自动思维，即原来那种只要是睡不好就一定会精神差，就会影响工作，所有的心理、躯体不适都归结于睡眠的不良认知。即要中断直接从A→C的模式。如图1所示。

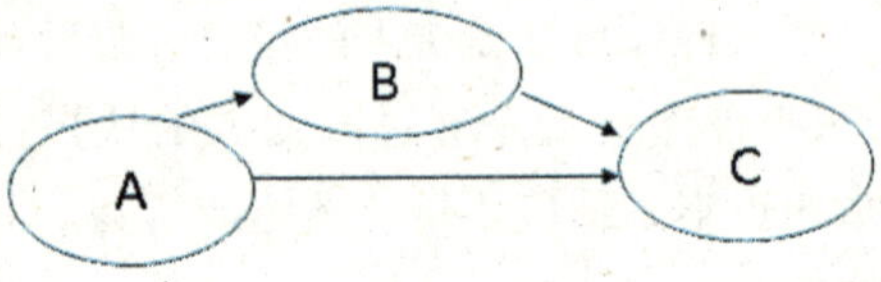

图1 ABC理论简要关系图

（3）在对睡眠的认知过程中加入新的认知元素（即通过B过程），形成A→B→C的模式，如图1所示。B过程就是对睡眠认知进行重新加工，如“睡眠不好，不一定会影响第二天的工作，再说明天又没有重要的事情要做”，“一晚睡不好对身体没有什么影响，睡不好也不会变成精神病，当然更不会因此死掉”，“睡眠少也可以有更多的时间来工作”，“由于环境和年龄的改变现在的睡眠可能不同于以前的睡眠，所以也没有必要一定要恢复到以前那种一觉睡到天亮的睡眠习惯”等等，把困扰自己的一些观念进行摒弃，建立起新的睡眠认知观点。

（4）改变以睡眠为中心的观点，恢复正常的生活工作习惯。即改变原来那种晚上睡不得白天睡懒觉的观点，改变什么对睡眠有影响就回避什么的不良习惯，恢复正常生活工作，树立起科学的睡眠观点。

（5）建立起科学的失眠治疗态度。把对失眠的治疗都交给医生来安排，执行医生的医嘱，自己负责把病情说清楚就行。不要整天去研究治疗失眠的新办法和药物的副作用，导致自己焦虑不安。

（6）睡不着或醒了不能再睡，那就起床，不要赖在床上。强化现在提倡的量少质高的睡眠观点。

失眠患者因为对睡眠质量不满意，常常会对睡眠产生不合理的认知态度，譬如认为人每天必须睡眠多少个小时才行，认为自己长期通宵不眠，做梦就一定会影响睡眠，白天自己精神差或身体不适都因为失眠而糟糕极了，晚上睡不着白天必须补回来，以及认为长此以往自己肯定会发疯、会死掉等绝对化的观念、过分概括化及糟糕至极论等不良认知，导致自己情绪上的焦虑、紧张、敏感、抑郁等表现以及行为和言语上偏执、易激惹等结果。即患者一有睡眠问题即（A），就马上产生以上结果（C1），则问题变得严重；如果经过过程（B）改变一种认知态度，则可能会是完全不同的结果（C2）。例如在过程（B）加入“人的睡眠因人而异，不是人人每天都要多少个小时，而是以不影响第二天的工作及生活为标准，现在提倡量少质高的睡眠，一个人如无脑器质性疾病，大脑是需要休息的，困了睡眠会自然到来。如果身体检查没有问题，轻度的身体不适可以顺其自然，到时候睡眠好了，这些不适会很快改善。”诸如此类合理的认知，则结果就有可能会使睡眠问题不再成为患者的负担和包袱，情绪放松，生活及工作规律正常，这样的心态及生活态度又促进规律睡眠的建立，从原来的恶性循环转变为良性循环，失眠问题就会及时解决。由此可见，认知评价是情绪行为产生的决定性因素，要想减轻失眠带来的苦恼，对失眠合理的认知态度是必不可少的，不难理解，持有不同认知态度的人看待同一件事情（失眠）会产生截然不同的观点，这就是认知疗法治疗失眠的缘由。

睡眠卫生教育包括养成良好的睡眠卫生习惯，造就适当的睡眠环境，注意饮食适量，避免咖啡因、尼古丁及酒等。对于睡眠时间的需求，人与人之间的差异很大。在差异面前睡眠质量比睡眠数量更重要。一部分人为短睡眠者，他们的晚间总睡眠时间为平均4个小时甚至更少，但他们的睡眠质量好，白天的感觉和工作效率与正常人没有什么差别，这些人是不需要治疗的。因此每个人不必计较每天晚上睡多少小时，以白天的精力状态为标准，只要感到精力充沛就行了。失眠对身体的不良影响，主要是功能性影响，若认为会造成器质性损害，那就是盲目夸大了失眠的作用。失眠患者时常感觉到的头痛、乏力、食欲不好和记忆力减退等症状，随着睡眠的改善会很快消失，并不意味着出现了永久性损伤。对睡眠的控制，结果适得其反，因为睡眠就像人的心跳一样，凭主观意念是无法控制的，明显受生物节律的影响，应当放弃对睡眠的控制，困了就睡，睡不着就不睡，天塌下来当被子盖，没什么大不了的！

2. 认知行为疗法纠正失眠

这种方法一方面纠正失眠者大脑中的错误认知，一方面改变其行为，双管齐下，达到治疗失眠的目的。认知行为疗法，弥补了药物治疗失眠的不足，尤其是对慢性失眠症来说，它的治疗效果非常明显和持久，因此，它已经逐渐成为了治疗失眠症的首选方法。虽然认知行为疗法和药物治疗失眠症相比，具有一定的优势，但是不可避免地，它也存在着一些不足。认知行为疗法治疗失眠的时间长，起效较慢。用认知行为疗法治疗失眠，一般需要6~8周，最快也要4周的时间才能达到解决失眠的目的；认知行为疗法治疗慢性失眠症比药物治疗的远期效果要好，但是对有些失眠患者来说，可能也会出现失眠反复发作的现象，我们要有心理准备，然后去面对和接纳，采取积极的措施来解决。

失眠患者认知行为常见有以下特征：①常经历过应激性生活事件，如失恋、生意失败、考试不理想、晋升受阻、岗位调整、丧偶、亲人离丧等等；②人格特征：表现为抑郁、神经衰弱、癔症、疑病、躯体化、人际关系敏感、情绪不稳定、习惯性焦虑特质；对外界压力是内化，不是向外发泄，这些未解决的内化心理冲突导致情绪唤醒，在睡眠期间生理活动加强，失眠随着慢性情绪唤醒和生理活动的加强而发生；③认知特征：普遍存在缺乏睡眠感觉，过高估价睡眠潜伏期和过低估价睡眠时间的倾向。失眠者头脑中的错误认知包括：不切实的睡眠期望；对造成失眠原因的错误看法；过分夸张失眠后果；常常试图控制睡眠；缺乏睡眠感等；④焦虑：睡前对失眠的预期焦虑（即尚未睡觉，便开始担心失眠），使其对入睡潜伏期和总睡眠时间的估计产生偏差，使第二天的焦虑、躯体不适感加重，形成恶性循环。

这些认知行为特征是慢性失眠顽固不愈的主要原因和长期因素。故认知行为疗法主要用于治疗长期因素造成的失眠。认知行为疗法是一种最常用的心理疗法，是根据人的认知过程，影响其情绪和行为的理论假设，通过认知和行为技术来改变病人的不良认知，从而矫正并适应不良行为的心理治疗方法。认知是一个人对一件事或某对象的认识和看法，对自己的看法、对人的看法、对环境的认识和对事的见解等。所谓不良认知就是指歪曲的、不健康的、不合理的、错误的、消极的、过激的、绝对化的观念和思想。

认知行为疗法治疗失眠的策略，就在于帮助患者重新构建睡眠认知，重新评价自己的睡眠，重建对睡眠的信心，改变自己认为“不好”的认知，使自己能够有效的应对睡眠问题，恢复正常的情绪，有合理的行为，从而使情感和行为得到相应改变，正确合理的认知—情感—行为三者和谐一致，以消除或减轻失眠。失眠的认知疗法包括3个步骤：①确定失眠者自身的错误观念；②指出和挑战这些错误观念；③用正确合理的观念取代错误的观念；④形成合理的理念，重在行动。认知行为疗法看似简单，但做起来却并不容易。我们可以通过上述的案例来深入理解认知行为疗法。

3. 假失眠

在现实生活中，本来睡得很好，但主观上总认为自己没睡好，这样的现象并不少见。有些人认为自己经常失眠，但实际上他们的睡眠质量并不差，很多人自称失眠，其实是假失眠，即睡眠感缺失。正确识别假失眠，有助于减少因为心理问题导致的真失眠。要准确区别真、假失眠。假失眠常有以下几种情况：

（1）睡眠时间不足8小时便认为是失眠。其实，睡眠质量比睡眠时间更重要。不同的人对睡眠时间的需求是不同的。只要自己觉得精神好，疲劳消除了，那就是正常的睡眠。

（2）正常范围内的睡眠时间变化当作失眠，不同的人对睡眠时间需求不同，同一个人在不同季节以及不同的年龄阶段对睡眠的需求也不同。春乏秋困，人会因为身体原因变得嗜睡，夏天睡眠时间会缩短一些，睡眠也没有那么深，比较容易醒。年老的时候比年少的时候睡眠时间减少，睡眠深度变浅，易醒，早醒，这都是正常的，并不是失眠。

（3）睡眠感错误，有些人总认为自己睡眠不好，实际上睡眠质量很好，闹都闹不醒。这有以下几个原因：首先，对失眠过度担心和重视，形成强烈的潜意识，把偶尔的睡眠不良认为是失眠；其次，认为做梦等于没睡；再次，睡前对尽快入眠的期望值过高，一直把入睡前那一段时间估计过长。

态度决定一切，积极的人，像太阳，照到哪里哪里亮；消极的人，像月亮，初一十五不一样。想法决定我们的生活，想法决定人的睡眠。有什么样的想法，就有什么样的未来；有什么样的想法，就有什么样的睡眠质量。故需理性看待自己的睡眠问题，转变主观上的假失眠的认知态度。

对于那些并不是真正的睡不着，只是一种睡眠感缺失（假睡眠）的情况，简单有效的方法是让患者懂得自己不是真正未睡着，晚上趁患者睡着后，治疗师可用毛笔在患者的脸上画3个圈。第二天，患者一起床再找治疗师理论，称自己又是一晚未睡。这时治疗师不用多说什么话，只要拿出一面镜子让患者自己看看自己的脸。当患者看到自己脸上的3个圈后，先是讶然，后是释然，“没睡”的谜底便不揭自开，“失眠”问题也就迎刃而解了。

三十二、采用东方寓言故事和谚语应对失眠

案例介绍

有位高中生3次参加高考，住在一个经常住的饭店里，由于多次备考折磨，这位高中生已是一位名副其实的失眠患者。这次考试前两天他做了3个梦，第一个梦是梦到自己在墙上种白菜，第二个梦是下雨天，他戴了斗笠还打伞，第三个梦是梦到跟心爱的表妹脱光了衣服躺在一起，但是背靠着背。这3个梦似乎有些寓意，该高中生第二天就赶紧去找算命先生算命。算命先生一听，连拍大腿说："你还是回家吧！你想想，高墙上种菜不是白费劲吗？戴斗笠打雨伞不是多此一举吗？跟表妹都脱光了躺在一张床上，却背靠背，不是没戏吗？"高中生一听，心灰意冷，当晚又失眠，收拾包袱准备回家。店老板非常奇怪，问："不是明天才考试吗？今天你怎么就打道回府了？"高中生如此这般说了一番，店老板乐了，笑道："哟！我跟客人您的想法不一样。我倒觉得，你这次一定要留下来。你想想，墙上种菜不是高种（中）吗？戴斗笠打伞不是说明你这次有备无患吗？跟你表妹脱光了背靠着背躺在床上，不是说明你翻身的时候就要到了吗？"，然后店老板又对高中生说，您这次来连考试都未参加，您怎么知道自己没戏了呢？于是店老板就把"要具有冒险一试的勇气"的东方寓言故事（详见后述）讲给高中生听，这学生一听，觉得店老板说的比算命先生的更有道理，于是觉也睡得好了，振奋精神冒险一试，参加了考试，居然考取重点名牌大学。

案例分析

本案例中的高中生多次备考，精神紧张，学习压力大，造成失眠，考试前梦多，连做3梦，这在当今现实生活中也不少见。本案例中店老板所叙述的“要具有冒险试一试的勇气”的东方寓言故事，其大致意思是：从前有一个国王想了解一下他手下的大臣们的胆识，于是他跟宰相私下商量，设计了一座很宏大的纸城堡，乍一看，像真的一样。一天，国王把大臣们召集在这座城堡前训话，看谁能把这座城堡推倒，排在第一位的大臣看到这么宏伟的城堡，摇摇头便走开了；第二位认为第一位那么勇敢的人也不敢尝试，于是也摇摇头离去；第三位、第四位……直到最后一位大臣，他想到如果自己再不冒险试一试，那么就没有一个人试过，至于推不推得倒，那要试了之后才能得到检验，于是鼓足勇气，用力一推，便把城堡推倒了，诸位大臣面面相觑，原来城堡是用纸做的！为什么试都不试一下便认为自己不行呢？有时候在我们竭尽全力劝说患者该如何改善睡眠，倒不如利用一些谚语或寓言故事来启发患者，达到顿悟境界，睡眠自然改善，但如果引用、解释不对，引导的方向有误，结果则截然相反。本例中的高中生就是这样一个采用东方寓言故事和谚语应对失眠的成功例子。类似这样一些寓言或哲理性的故事、谚语还有很多，读者可以有意去收集一些对自己有用的，在需要时就可拿来用。

相关知识链接与思考

1. 睡眠行为的历史回顾

古人云“日求三餐，夜求一宿”。说明睡眠和食物一样重要，是人们每天所必需的。白天干活累了，晚上就应该好好睡上一觉。睡眠是一种习得行为，睡多久，如何睡是从小被父母、环境、睡眠观念培养出来的，与生俱来，是自然而然的事。古代的神医以“天人相应”

理论来认识人体，“入夜则寐，入昼则寤”是生理规律，顺之则泰，逆之则害。

然而，有人会睡，睡得很舒服，醒来精神抖擞；有人却不会睡，越想睡越睡不着，睡得一塌糊涂，次日头昏脑涨，精神萎靡不振，严重影响工作、学习和人际关系。可见，睡眠是一门艺术，要睡得好，还得讲科学，了解一些与睡眠有关的学问。世界睡眠协会提倡“科学管理睡眠，健康人生”，就是倡导对睡眠要有科学认知，即符合科学的健康睡眠是保持旺盛精力和充沛体力的重要因素，才能构建健康的人生。

2. 采用东方寓言故事和谚语应对失眠的策略

关键的策略是选择的寓言故事及谚语一定要有的放矢，有针对性，针对不同的人要有不同的启迪！不要期望一把钥匙开完所有的锁！

有人在应对失眠问题采取数数的方式，这里关于失眠有那么一个寓言故事：一个老彩民终于中了一个100元的小奖，晚上躺在床上还在想，要是填最初想好的那组数就中100万了，今天是个好彩头，下次一定中！越想越兴奋，直到天亮。第二天还在想怎样中大奖的事，又是一夜未眠，第三天害怕再蹈前辙，赶紧向他人请教，告知数100只羊管用！天一黑就赶紧上床数羊：“1只羊，2只羊、3只羊……45只羊”，这时的他数得有点累了，数着数着又倒回数“35只羊……45只羊”，两眼皮直打架，昏昏欲睡了。他激灵了一下，不行还没数够100呢。继续数，结果，又是一个“今夜无眠”。在此处告知数100只羊的故事不但无效，反而误人子弟！发人深醒，不知读者能否悟出些什么？

这里还有一则东方寓言故事，古代名医文挚对齐威王说：“我的养生之道是把睡眠放在头等位置，人和动物只有睡眠才生长，睡眠帮助脾胃消化食物，所以睡眠是养生的第一大补，人一个晚上不睡觉，其损失一百天也难以恢复。”养身三大事，一睡眠，二便利，三饮食，其余起居、服装等皆是辅助。三事中睡眠第一，睡以安神为主，神以心安为主。然胃纳不和者，夜眠不安，故以通便利为第二，饮食无节，饥饱过度者，肠胃必受伤，而营养日减。所以一定要养成良好的生活习惯。

睡眠相伴人一生，健康睡眠与我们的身体健康息息相关，然而人群中失眠的人数日渐增多，失眠问题大家都希望快速地解决掉，让我们从睡眠健康的谚语着手吧！因为谚语言简意赅，通俗易懂，读起来朗朗上口，易记易用，下面提供一些有关睡眠的谚语：①强调睡眠重要性的谚语：吃十副药，不如独宿一夜；吃洋参，不如睡五更；一夜不宿，十夜不足；一夜不睡，十夜不醒；②凸显早睡早起的重要性的谚语：早睡早起，赛过人参补身体；早睡早起，精神气爽；早睡早起，清爽欢喜，迟睡迟起，强拉眼皮；早早睡，早早起，眼睛鼻子都欢喜；晚晚睡，晚晚起，浑身上下无力气；④能吃能睡，长命百岁；吃罢中饭睡一觉，健健康康活到老；⑤有关要养成良好睡眠习惯的谚语：食不多言，寝不多语；晚餐少喝水，睡前不饮茶；要想身体好，吃饭别太饱；要想身体好，天天要起早；要想身体好，睡觉不蒙脑；坐有坐相，睡有睡相，睡觉要像弯月亮；⑥千万不要赖床，赖床会造成头昏、疲惫不堪、睡眠不足的感觉，而应按时起床，决不可贪睡，正所谓“瞌睡没根，越睡越深”“贪吃贪睡，添病减岁”；⑦现代医学也证明，早睡早起的人精神压力较小，不易患精神疾病，还能提高工作效率，正如谚语所说，“三天早起，一天工”。

3. 从东方寓言故事与谚语中获取启迪

古代有这么一个东方寓言故事，传说一位叫髯公的大臣，下颌长着浓密漆黑飘逸的长胡子，众人皆赞、羡慕。一天上朝，皇帝好奇，问髯公：你睡觉时胡子是怎么摆放的，是放在被子里呢还是被子外？这可问倒了髯公，他从来就是头一挨枕头便睡着了，什么也不想。这晚髯公一上床就思忖到，平时我的胡子是放在被外呢还是被内？是放在外面好呢还是放里面好？髯公开始了平生第一次失眠。

从这则寓言故事中我们得到的启迪是：越是过分在意，倒是适得其反！可见睡眠应是自然的、无意识的自然行为。

同样，谚语启迪性也很大，特别适用于睡眠的健康宣教。例如：提倡要想睡好觉，必须遵守生物钟规律，养成良好睡眠规律，注意做到：①养成“睡前洗脚，胜吃胜补”的好习惯；②“晚上开窗，一夜都香”，这说明室内环境好、通风好、空气好；③注意“夏不睡石，秋不睡板；春不露脐，冬不蒙头”“白天多动，夜里少梦”；④“夫妻同床，长寿健康”强调夫妻不可分床。古云：睡眠宜早，勿过十时，老年人以八点为正，勿过九点；凡交十一时，为阳生时，属肾，此时失眠，肾水必亏，心肾相连，水亏则火旺，最易伤神。

二十三、中医养生法防治失眠纳差的男企业家

案例介绍

某男，45岁，企业家；主诉：失眠，纳差两年。压力很大，特别是这两年，人民币升值，原材料成本上升，企业利润一步步削减，精神常处于高度紧张状态，长时间不能入眠，有时一夜只能睡2～3小时，有时整夜不眠。心烦、头晕、头痛、全身无力、胡思乱想。主要临床表现：心悸，失眠多梦，面色不华，食欲不振，腹胀便溏，眩晕健忘，神疲乏力。

案例分析

本案例主要表现为：患者不易入睡，或睡中多梦，易醒，醒后再难入睡，或兼心悸、心慌、神疲、乏力、口淡无味，或食后腹胀，不思饮食，面色萎黄，舌质淡，舌苔薄白，脉象缓弱。此种不寐临床上比较多见。

运用中医养生知识分析其失眠的原因：由于心脾两虚，营血不足，不能奉养心神，致使心神不安，而生失眠、多梦、醒后不易入睡；血虚不能上荣于面，所以面色少华而萎黄；心悸、心慌、神疲、乏力均为气血不足之象；脾气虚则饮食无味，脾不健运则食后腹胀，胃气虚弱则不思饮食，或饮食减少。本型病人多为劳心过度，伤心耗血，引起气血不足，无以奉养心神而致不寐。有时则饮食劳倦伤及脾胃，胃气不和，脾阳不运，食少纳呆，气血化生来源不足，无以养心，而致心脾两虚。正如《景岳全书·不寐》中说：“无邪而不寐者，

必营血之不足，营主血，血虚则无以养心，心虚则神不守舍。”

相关知识链接与思考

1. 中医养生知识

中医养生是中国传统文化的瑰宝，养生是以培养生机、预防疾病、争取健康长寿为目的。中医养生有食养、药养、针灸、按摩、气功等丰富多彩的养生技术。古人认为养生之法莫如养性，养性之法莫如养精；精充可以化气，气盛可以全神；神全则阴阳平和，脏腑协调，气血畅达，从而保证身体的健康和强壮。所以精、气、神的保养是最重要的内容，为人体养生之根本。中医学把人身最重要的物质与功能活动概括为精、气、神，认为这是生命之根本，是维持人体整个生命活动的3大要素。早在两三千年前，《周易》《黄帝内经》《老子》里面已经有一套很完整的养生原理，就像一个永远也挖不完的宝库，值得我们再三探索。

中医养生观表明，人的正常睡眠，由心神所主，是阴阳之气自然而有规律转化的结果，阳气由动转静时，即进入睡眠状态，反之，阴气由静转动时，则为清醒状态。造成失眠的原因虽多，但不外虚实两种，即外感或内伤。一般而言，由于情志所伤，肝气郁结，心火偏亢，气滞血瘀，或痰火内扰，胃气不和致令脏腑气机升降失调，阴阳不循其道，阳气不得入于阴，心神不安所致者多为实证失眠；若因老年体衰，气血不足，或气血亏损，阴阳失调，或思虑过度，劳伤心脾，致令心失所养，神无所主，或血虚胆怯，肝失所养，或心肾不交，虚火上扰所致者，多为虚证失眠。但在一定条件下，虚实可以相互转化，彼此相互影响，形成顽固性失眠。脏腑功能紊乱、邪气阻滞、气血阴阳平衡失调、神志不宁是发生失眠的基本病机。

2. 中医学中有关睡眠与失眠的学说

主要有以下3种：一是阴阳失调论；二是营卫失调论；三是心神失

调论。

（1）阴阳失调论：天地阴阳的盛衰消长，以致一天有昼夜晨昏的节律变化。人与自然相应，所以人体的阳气也随着有消长出入的节律运动。人的正常睡眠机制是阴阳之气自然而有规律的转化的结果。一旦这种规律被破坏，就可导致不寐的发生。

（2）营卫失调论：营卫之气由脾胃化生的水谷精微所化生，具有营养、防御、护卫、温煦人体等作用，是包括睡眠活动在内的人体生理活动的物质基础。卫气属阳，白天行于阳分体表，则人睁眼，处于觉醒状态；夜晚卫气行于阴分，则人目闭，进入睡眠状态。营卫之气循行正常，阴阳相交，睡眠才能正常，如果营卫循行失度，阴阳不交，就会出现睡眠障碍。

（3）心神失调论：神统摄于心，关乎五脏，脏腑功能相互协调，五脏及其相对应的情志平和才可能有正常的睡眠。中医学所说的神，是指人体生命活动的外在表现，又指人的精神、意识、思维活动。《灵枢·本神》中说："生之来谓之精，两精相搏谓之神。"神的活动具有一定的规律性，随自然界阴阳消长变化。白天属阳，阳主动，神营运于外，人寤而活动；夜晚属阴，阴主静，神归其舍，内藏于五脏，人卧寐而休息。如果神不能安其舍，就会出现不寐、多梦、梦游等多种睡眠障碍。

3. 中医的养生观

包括天人合一、阴阳平衡、身心合一。

（1）天人合一的思想是中医养生文化的理论基础，人生天地间，一切生命活动与大自然息息相关，顺应自然有两重意义：一是指顺乎自然界的阴阳变化以护养调摄，即所谓"和于阴阳，调于四时"，顺乎自然界的四季阴阳变化，人才能健康无病；二是指顺乎自然之理，必须认识和掌握人与自然界的自然规律，按其规律养生，才能有益于健康。

（2）阴阳平衡则睡眠正常。《灵枢·口问》："阳气尽，阴气盛则目瞑；阴气尽而阳气盛则寤矣。"同时又把阴阳之气落实到营卫上："卫气昼行于阳，夜半则行于阴。阴阳之夜，夜主卧……"认为人体生理睡眠节律的维持，营卫之气的正常运行，机体阴阳调和是根本。反之，当卫气运行不循常道，阳不能够入于阴，营卫失调，阴阳不能相交通就会导致失眠症。

（3）身心合一主要是指养神与养形。养生，又称"摄生""道生"，是通过各种方法来颐养生命，即增强体质、预防疾病，达到延年益寿的医事活动。中医养生学是研究中医传统养生理论、方法及其应用的科学。

《黄帝内经》及先秦诸子对人类的摄生理论有较多论述，其主要思想有两个方面。一是人与自然统一的"天人相应"的整体观，二是人体本身的整体观，即"形与神俱"的整体观。

养神即人的思想、意识和心理活动的修养与调摄。"养神即养心"，在心神的统率下，五脏六腑所有组织器官才能进行正常活动，即所谓"主明则下安""心为五脏六腑之大主"。若心神异常，则会导致各种疾病，或使原来的疾病加重。即所谓"主不明则十二官危，使道闭塞而不通，形乃大伤。"《灵枢·口问》有"心动则五脏六腑皆摇"之说。其次，心在志为喜，即在良性刺激下，人的情绪表现为喜悦和愉快。养形，即人的形体的锻炼、保养和病残部位的功能恢复。一般认为，人的健康，首先是指形体的健康。形体是产生"神"的根本，因此只有健全、健康的形体，才有充沛的精神。

中医养生与睡眠的关系非常密切，健身不如健脑，睡眠是健脑的基础和保证。睡眠养生术主要是研究用中医养生的方法防止失眠，达到健脑的目的。

4. 中医养生疗法提示，要有好的睡眠，在入睡前应注意的六大事项

（1）睡眠前的准备，不可饱食，《养生延命录》中说："饱食即颐

生百病。”意指进食过饱后立即睡卧易生多病，因此睡前应少吃，以不饥为度。这与《黄帝内经》中“胃不和则卧不安”的理论相契合。先睡心，后睡眼，睡前应放松心情，平和情绪。睡前功法，如叩齿咽喉为道教中常见的养生法，此法用于睡前可令人耳聪目明，志强脑健。

（2）在卧姿方面，道教认为侧卧为最佳卧姿。而仰卧以及俯卧都极不可取。道教认为正确的卧姿应该是向右侧卧，微曲双腿。现代医学认为右侧卧位心脏处于高位，不受压迫；肝脏处于低位，供血较好，有利于新陈代谢；胃内食物借重力作用，朝十二指肠推进，可促进消化吸收。同时，全身处于放松状态，呼吸匀称，心跳减慢，大脑、心、肺、胃肠、肌肉、骨骼得到充分的休息和氧气供给。

（3）居处当避风。中医认为风为百病之长，风邪常兼他邪合而伤人，为外邪致病的先导。入眠中，身体处于放松状态，易受风邪侵入。

（4）睡眠卧向，方位在中国传统文化中是一个非常有特色的符号，它直接与五行相配属，并从中衍生出许多规则。道教在这方面也不例外，在睡眠养生中、睡眠的卧向是非常重要的。《大清道林摄生论》中说:“丈夫头勿北卧。”《千金要方》中说:“凡人卧春夏向东，秋冬向西，头勿北卧。”头为诸阳之会，而北方属水为坎，是阴中至阴，主冬主寒，若夜间阴气大盛之时头北而卧，当会伤及人体阳气，从生百病。

（5）就寝当熄灯。中医学有“神安则寐”之论，就寝即灭灯，则日不外眩，神守其舍也。日光为阳气之精华，故日间人的阳气得以增强，处于优势，体内的生理活动亦处于升、动的状态，神志清醒，不易入睡。若夜间燃灯而卧，灯光虽然不及日光纯盛，亦为阳热之源，可扰动体内阳气不得安伏于营阴，阻碍人体进入睡眠状态。

（6）药饵，在道教典籍中，有很多通过药物帮助于睡眠养生的，而尤其药枕方最具特色。其次，在自然界中有一些植物和人的睡眠一样，花朵具有昼开夜合或者叶子昼挺暮垂。有些植物与四时相应，具有交通阴阳的作用，对防治失眠都有效。合于昼夜阴阳节律的中药，如百合花、紫苏、合欢、萱草、花生叶等。

二十四、赵阿姨失眠后进食什么？

案例介绍

48岁的赵阿姨，2年前因月经量增多到医院去看病，发现子宫肌瘤，医生开了些止血补血的药物服用有好转，但病情反复，她开始出现担心，害怕子宫肌瘤会不停增大，发生恶变，怕吃药三分毒，药物会有副作用，如损害肝脏等，反反复复看药物说明书，越看越害怕，想停药又不敢停药，怕身体更加不好等等。白天心烦，坐立不安，觉得头昏脑涨，注意力不集中，精神差，没有胃口；晚上睡不着，躺在床上翻来覆去，一闭眼睛脑子就像放电影一样播放说明书上的副作用，邻居说子宫肌瘤不治会恶化等，很难入睡，身边稍有动静就惊跳，好不容易睡着了，半夜醒来，口干舌燥，只好起床喝水，再回到床上就再也睡不着了。有时自己上网查子宫肌瘤的资料，知道有可能导致感染化脓，贫血等严重后果；失眠可引起精神疾病、免疫力下降、身体衰竭等，看后更加忧心忡忡，不停去医院检查开药，吃了药感觉好些，又开始担心药物副作用，认为吃安眠药会上瘾，不想再吃药。一位朋友说失眠可以用食疗，见她口干、心烦那么严重，建议其应该多吃些降火的食物，像绿豆、苦瓜、凉茶之类的，赵阿姨遂开始经常食用此类食物，对上火食物像桂圆、人参等避而远之；谁知，越吃越失眠，更加口干心烦，全身乏力，精神状态每况愈下。

案例分析

赵阿姨的失眠属于阴虚火旺型失眠，此型失眠，累及的脏腑主要是心和肾。中医五行学说认为，心属火，肾属水，水能制火，在生理情况下，肾水上济心火，使心火不至于偏旺而扰乱心神。患者长期月经过多导致肾水不足以制火，心火就会亢盛起来，扰乱心神，肾阴虚而心火旺，阴阳不相和谐，因而发生失眠。

归纳赵阿姨失眠的表现，除有上床后难以入睡、早醒或中间间断多醒，或多梦、似睡非睡，或通宵难眠等主要症状表现外，还同时兼有心烦、心悸、手足心发热、口渴、咽干、口舌糜烂等俗称上火的症状。而这惹祸的“火”，却不是那种单纯喝点凉茶清清热就能解决的“实火”，而是中医所说的“虚火”。对待赵阿姨此类失眠应该多进食滋阴清热的食物，如甲鱼、海参、燕窝、枸杞、百合、海带、紫菜、菠菜、猪血、猪肝、乌鸡等；枣仁地黄粥（酸枣仁20克，生地黄15克，粳米100克，煮粥食用）；枸杞茶（枸杞20粒，五味子10克，绞股蓝10克，早上用开水煮5分钟，白天当茶喝，晚上睡觉前将枸杞吃掉）；中药的知柏地黄丸有滋阴降火的功效。

在医生的指导下，赵阿姨的睡眠逐渐好转，自己也开始关注中医方面的知识，辨证食疗，或向专科医生请教，不再随便道听途说，也没有再多走弯路了。

相关知识链接与思考

1. 食疗的历史回顾

食疗，即食物疗法，是利用食物进行防病治病，或促进病体康复，是以食品的形式来具体应用，它既不同于药物疗法，也与普通的膳食有很大的差别。用中医食疗方法来防治失眠、提高睡眠质量，是一种有效的保健方式。中医养生中的食养已有千年历史。用食物对人体进补，达到正气充融，祛病强身，抗衰防老，延年益寿。

《周礼》中记载了“食医”。食医主要掌理调配周天子的“六食”“六饮”“六膳”“百馐”“百酱”的滋味、温凉和分量。食医所从事的工作与现代营养医生的工作类似，同时书中还涉及了其他一些有关食疗的内容。《周礼·天官》中还记载了疾医主张用“五味、五谷、五药养其病”；疡医则主张“以酸养骨，以辛养筋，以咸养脉，以苦养气，以甘养肉，以滑养窍”等。这些主张已经是很成熟的食疗原则。这些记载表明，我国早在西周时代就有了丰富的药膳知识，并出现了从事药膳制作和应用的专职人员。成书于战国时期的《黄帝内经》载有：“凡欲诊病，必问饮食居处”“治病必求其本”“药以祛之、食以随之”。并记载有：“人以五谷为本”“天食人以五气，地食人以五味”“五味入口，藏于肠胃”“毒药攻邪，五谷为养，五果为助，五畜为益，五蔬为充，气味合而服之，以补精益气”。与《黄帝内经》成书时间相近的《山海经》中也提到了一些食物的药用价值：“枥木之实，食之不老”。药王孙思邈在《备急千金要方》中指出：“夫为医者，当须先洞晓疾源，知其所犯，以食治之，食疗不愈，然后命药”，将食疗列为医治疾病诸法之首。“食能排邪而安脏腑，悦脾爽志以资气血”，食养即可调整脾胃功能，使气血生化有源，泉源不竭，精血充盈，人的机体功能自然健康不衰。

2. 食物调理失眠的前提

“吃安眠药会上瘾”的顾忌让一些失眠患者宁愿忍受睁眼到天亮的痛苦而对安眠药避而远之，食疗改善失眠是大家最能接受的方式。然而，并不是所有的失眠都可以用同样的食物调整，不同的情况下出现的失眠有着不同的原因和表现，食疗方式也完全不同，把别人的方法简单地套用在自己身上，或许不但没有解决问题，反而导致失眠加重。食物调理失眠，首先要了解失眠的原因。

3. 有助睡眠的食物

有助睡眠的食物很多，有的还是中药，所谓“药食同源”。常用的食物有：莲子、百合、龙眼、枸杞、红枣、小麦、秫米、黄花菜、核桃仁、黑芝麻、桑椹子等。这些食物既可单独煮食，又可几种合在一起煮食。既可煲汤，又可熬粥。既可当菜，又可加工成饮料，总之灵活多变。

4. 有助睡眠的药粥

下面介绍几种有助睡眠的药粥。

（1）治虚烦失眠：莲子、枣仁、柏子仁各30克，熬成羹服。

（2）酸枣仁30克，生地15克加大米煮粥。

（3）糯米小麦粥：

配方：糯米50克，小麦米50克。

制法：将上面两种食物加水适量同煮成粥，加适量白糖或红糖调味即可。

功效：补脾胃，益心肾，安心神。

用法：每日1次，晚上临睡前服食。

（4）酸枣仁粥：

配方：酸枣仁5克，粳米100克。

制法 ：酸枣仁炒黄研末，备用。将粳米洗净，加水煮作粥，临熟，下酸枣仁末，再煮。

功效：宁心安神，用治心悸、失眠、多梦。

用法：空腹食之。

二十五、提供一些行之有效的调整睡眠的方案

古语有云："眠食二者为养生之要务。"睡眠是最有效的恢复体力精力的方法，那怎样才能睡到自然醒？不同的人有不同的入睡妙招，下面主要从两大方面叙述。

1. 为良好快速睡眠提供必备条件

（1）平常、豁达的心态：俗话说得好"睡觉先睡心"。凡事保持平常心、宽宏大度、泰然处之，睡眠由心而生，自然而然。史上著名的政治家、军事家诸葛亮在出山前是十分重视睡眠养生的，"草堂春睡足，窗外日迟迟"这两句诗便是出自在草堂午睡一觉直到太阳快下山的真实写照。

（2）积极乐观的情绪：在人的一生中，十有八九不如意，痛苦和烦恼无时不在，要学会掌握和控制自己的情绪，要善于面对和接受挫折与痛苦。懂得烦恼和痛苦是生命长河中的一小部分，始终保持积极乐观的情绪，睡眠就不会受影响。

（3）低噪音：有了噪音，谁都会产生暂时性失眠。如有可能，最好是移到没有噪音的房间去睡，不过在现代的生活环境中是很难做到的。噪音来自外部，但有时也可来自同屋人的鼾声。这时可以采取到别的房间就寝或把耳朵堵上或服防止打鼾的药等措施。

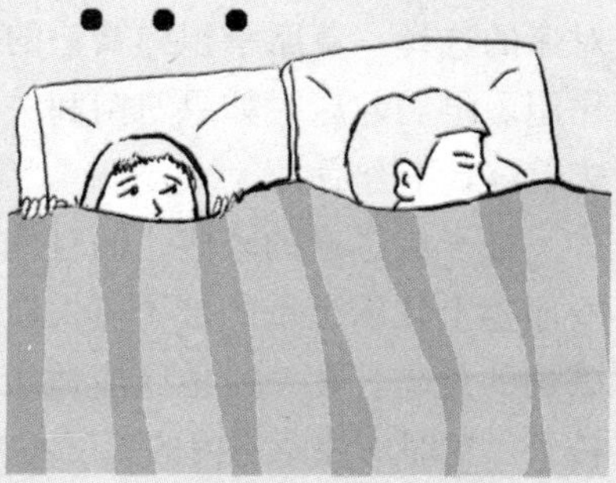

但人对噪音可以习惯，比如尽管电车的声音一直吵到深夜，婴儿仍能睡得很香甜，成人也并不是由于噪音本身影响得睡不着，而是因为把注意力都集中到了噪音上，认定是“因为有噪音所以才睡不着”而产生失眠，这种情况也不少。因此，应尽量不要太拘泥于失眠，这一点很重要。而最重要的是摒弃心灵的“噪音”。

（4）适宜的房间温度和湿度：在炎热的夏天，谁都会有夜不能寝的时候。与噪音同样，温度和湿度也是重要的基本环境条件。使用空调和电扇当然是比较理想的，但也不要把室内温度降得太低，建议选在25℃左右，并用计时开关控制在2～3个小时即可。用电扇直接吹向身体时，特别是对于体温调节机制不完善的老年人和幼儿，有时甚至可致死。据此，空调也应用微风(弱风)，这是很重要的。

（5）舒适的寝具：要选择合适的枕头，枕头高以5～8厘米为宜。另外我们睡觉时要翻身几十次，能使翻身自由也是睡好的重要条件。所以不论床还是被褥尽量越宽越好。最好宽度至少在90～100厘来。

日本人与欧美人相比在对寝具的理解上不够全面，特别是关于床有误解。床决不是越柔软越好，而是以同时具有适当的硬度和适当的柔软度最好。床的朝向最好不迎光。卧具需经常洗晒以保持卫生。

一般在买床时都好选择价格便宜外观好看的。但因为人生的1/3即25年时间都要在床上度过，所以对家具中床的选择要特别注意。具体可找这方面的专业人员咨询。

关于草席(日本房屋中铺在地板上的)和被褥的搭配问题也决不亚于对床的选择。草席承担弹簧垫的坚硬部分的作用，而被褥则起柔软的作用。早晨起床时如果肌肉和关节的某处有疼痛和不舒服的感觉就意味着寝具不合适。

被子应尽量的轻些，而且保温性好，不要给身体增加负担，因怕冷而盖上几床沉重的被子可使血液循环不良，有诱发脑血管障碍和心脏病的危险。在寒冷地区应适当利用室内采暖设备而不要使用沉重的被子。这时应注意室内的温度不要过低。

2. 介绍一些行之有效的调整睡眠的方案

（1）认知治疗：这一方法是要改变失眠者对睡眠的一些不合理的信念和态度，使其对睡眠充满信心。认知治疗基本目标是通过认知重建技术改变患者对睡眠的不合理认知，在现实中评价和挑战不良认知，重建新的、适应性的认知，使患者建立起自己能有效地应付失眠的信心。此疗法具有长期的效果。

（2）矛盾意向法：这一方法的假设是患者在有意进行某种活动中改变了自己对该行为的态度，态度的变化使得原来伴随该行为出现的不适应的情绪状态与该行为脱离开。对于失眠者来说，就是让他由原来的总想尽快入睡改为有意长时间保持觉醒状态，拒绝入睡。

（3）睡眠健康教育：失眠患者中的大多数都会有不良的睡眠习惯，因此，有必要对其进行睡眠健康教育，其内容主要涉及生活方式和环境因素，比如：睡前4～6小时不要服用含咖啡因或尼古丁类的食物或药物；创造良好的睡眠环境；入睡前避免过饱或饮液体过多；在上床前不要有剧烈运动；在睡眠期间噪声、光线、温度等都应降到最低或适宜的状态等。

（4）“不困不上床”的睡眠训练疗法：对失眠产生过分恐惧有害无益，读者可能已经有所理解。现在让我们来实践一下“不困不上床”——睡眠节律刺激性训练，也就是等有了睡意再上床的办法。

睡眠的基本性质之一是，尽管睡眠时间短了，但只要深睡眠的量不变就不必担心，这就是所谓量少而质高的睡眠。它强调缩短患者在床上的时间以提高睡眠效率(睡眠效率=总睡眠时间÷在床上的时间×100%)，但失眠者在床上的总时间不能少于5小时。

那么想把睡眠时间减少下来的具体做法如何呢？第一夜应选择星期五或星期六(可能的话选连休的前一天的夜晚)。如果规定不出现睡意就不能上床，那么就会1小时、1小时地过去，所以要把在此期间的作业确定下来。像看书、欣赏音乐等能由自己随时决定停下来的这种活动较好(电影有时太有意思了反而麻烦)。睡意出现得晚也不要介意。

在1～3个小时之内总会出现自然的睡意的。如果还不出现睡意，你就可以考虑你的身心当前还不需要睡觉。睡意产生了之后才上床，但这时就不应再做任何作业。15分钟后如果仍睡不着，即应立刻离开床，然后继续做30分钟以上的作业，之后再上床。假如经15分钟还睡不着，起床继续做30分钟作业。第二天早晨的起床时间原则上应与通常的周末相同，即使比平常起床时感到难受，也要“曜”地一下子强制起床。其次，原则上在白天决不能午睡，一直到下一个夜晚。第二天晚上也同样，原则上还是“没有睡意不上床”，如果15分钟睡不着就立即起床，继续作业30分钟。此方法包括连休在内，可以连续做3个晚上。

如能正确运用此法，可有以下效果：首先，上床后到入睡的时间缩短；其次，建立起发困后开始上床的习惯；第三，产生在睡不着觉的时候也可进行作业的无忧无虑的心态；第四，睡眠和觉醒节律的调整。

（5）边听音乐边睡眠：古典音乐的最大作曲家之一J.S巴赫为了罗马皇帝凯撒的顽固失眠症编写了一部作品叫做《为钢琴谱写的变奏曲》，现在已改称为《歌德堡变奏曲》。此曲是将比较简单的主题连续不断地进行变奏，据传说，就是用这个曲子解除了凯撒国王的失眠症。在就寝前听巴赫及巴洛克风格的音乐对失眠有效果，有时甚至可代替安眠药。不过对乐曲应有选择，比如贝多芬及勃拉姆斯的交响曲说不定还会有相反的效果。在音乐的种类方面可能有个体差异，所以建议应多试几个看看。

关于为什么音乐对失眠有作用的问题，第一，重复的单调音可以引起睡意，这已是验证过的事实；第二，倾听音乐，可以把注意力从“拘泥于失眠”转移到音乐上。如果能用音乐使之进入香甜的睡眠，则可以说是人生中的一大幸事。

（6）和谐的性生活可解除失眠：有一个好的伙伴，在十分满意的性交之后自然地会有一个香甜的睡眠，这是几乎所有的健康男女不分东洋和西洋都会经历过的事实。为什么在性交之后会有一个香甜美好的睡眠呢?和谐的性行为可刺激全身的触觉，使体表的刺激传到大脑。肌肉受到刺激后可使血液循环加快，这一点与按摩有点类似但又不同，因为在两个人之间还存在着浓厚的感情与触觉刺激的交换。女性在乳头及其他性感区受到刺激后雌激素分泌增加，蛋白质合成增加，新陈代谢旺盛。已知在性行为进行时，还有一种近似麻药的具有生理活性的物质在脑内形成，它具有精神安定的作用，因而可使人进入舒适状态。自主神经系统先是产生交感神经占优势的活动，脉搏快，呼吸次数增加，要消耗相当于百米赛跑时的能量，特别是对男性来说则相当于一次重体力锻炼。从性高潮开始的后半，相反，副交感神经占优势，全身的肌肉都出现松弛。交感神经系统主要是掌握人的活动的一面，工作或运动及精神紧张时，交感神经占优势。相反，当身体放松进行休息时，则副交感神经占优势。人的生活是靠交感神经系统和副交感神经系统的平衡才得以维持的。当白天交感神经过度活动而留下肌肉的酸疼和精神上的应激反应时，表明已出现与副交感神经系统之间的失调。

从这个意义上来说，性交时交感神经系统与副交感神经系统处于最活跃的交替局面，对身心协调的再调整发挥着极大的作用。人甚至能用性来把积蓄的愤怒和攻击性以适当的形式散发出去。美好的性交还可提高人的免疫力，也不容易得各种疾病，这也是最近才逐渐清楚的。不只是性交，喜悦，也能提高免疫力。

可以说男女之间精神和身体的浓厚而细腻的交流，良好的夫妻感情和协调的性生活是治疗失眠的良药。

（7）做全身的运动：利用像游泳这种使全身肌肉都能出现正常疲劳的运动，使平常不用的肌肉也能产生疲劳，从而使身心的节律得到恢复。也可以在体育俱乐部内进行各种肌肉的锻炼。这样，我们又可以再次学习农耕时代人们所经历过的肉体的自然疲劳和自然睡眠的经验了。一周做一次全身运动(不是解决失眠问题也可以)对直接消除白天工作中的应激反应都有用。可能的话，最好每天都有一定程度的运动。如此，通过先使全身肌肉都适度疲劳的办法来达到肌肉松弛的效果。运动后晚上睡前泡个脚，也是一个不错的方法，这时全身血管扩张、发热，头部的血管供血相对减少，大脑处于抑制状态，睡意也就袭来。大脑白天足够的兴奋，晚上足够的抑制，睡眠—觉醒节律容易恢复。生物钟一旦调整过来，就可以向顽固的失眠说“拜拜”了。

（8）自律训练法：自律训练法是用于减轻身体的肌肉紧张和心神不安的一种系统的方法，它不仅对改善失眠，而且对心身疾病、神经疾病及轻度抑郁状态等也有效。

具体的方法是，首先尽量在刺激少的环境中，取被动的姿势(坐在安乐椅上或仰面朝天等)闭上眼睛。在头脑中念叨一定的语言(称为语言公式)，以获得一定的身体感觉(从第一阶段到第六阶段以至更高阶段都有一定的语言公式，不过若是只为了改善失眠，那么到第二阶段也就足够了)。然后，为了获得安静感，在心里默念“心平气和”，然后再移到第一阶段。

第一阶段主要是认知身体各部的重量。我们身体的各个部分都有一定的重量。比如当你用手提起与人头同重的东西时，你一定会感到有一定的重量。可是我们平时对自己身体的重量并无感觉。在第一阶段，从练习感知右手的重量开始。在心中默念几次“右手沉”，然后去实际感受右手的重量。如果进行得顺利，你就会感觉到右手好像铅一样重。当右手能感到一定程度的重量之后，再依次按左手—右脚—左脚的顺序进行，然后再感知两手两脚的重量。难度因人而异，通常，一次练习5~10分钟，并重复数日后，多多少少总会感知这种“身体的重量”。

自律训练法的第二阶段是训练温感。与在第一阶段中感知身体的重量时同样，用相同的姿势，训练对手足温度的感知。当达到能感知手足的温度时，奇怪的是皮肤的实际温度也上升。这是由于意念所指部位的毛细血管扩张而使实际的皮肤温度上升。当感到全身都温暖时，则全身的肌肉紧张被消除，肌肉内部的血液循环加快，使全身心处于松弛状态，就好像全身漂浮在温暖舒适的波浪之间的感觉，白天的应激反应产生的肌肉酸疼等表现也都将消失。

做这种自律训练法时，在终末阶段，应使胳膊和腿用力屈伸，然后进行深呼吸，再睁开眼睛，结束训练。这种自律训练法在全世界广为应用。此法可使身心得到松弛，注意力也能集中。训练到第二阶段为止可以说对任何人都不会有危险，故值得一试。也可以利用录音带学习此自律训练法。

（9）放松训练：古人称呼吸为“息”，一呼一吸，就是一息。呼气叫出息，吸气叫入息。呼吸调节很重要，所谓数息法，就是通过计数自己的呼吸，来达到心理放松，平静入睡之目的。大多数失眠患者多伴有多梦。失眠多梦的治疗方法除药物及心理治疗外，日常生活中的自我放松训练也必不能少。

失眠本身的危害往往远不如对失眠恐惧与忧虑所造成的危害大。对失眠的恐惧与忧虑，会产生恶性循环的精神交互作用，即失眠—恐惧—紧张—失眠加重—恐惧加重—紧张加重—失眠更重……因此患了失眠症后，要想克服失眠，必须要学会放松情绪，冷静地接受现实。睡前到户外散步一会儿，放松一下精神，上床前或洗个淋浴，或热水泡脚，然后就寝，对顺利入眠有利。诱导人体进入睡眠状态，有许多具体方法，例如：放松功，已在民间流传，可以借助。放松功即便是整夜不眠，也无大碍，高僧经常静坐(卧)不眠却能长寿就是证明。下面介绍几种简而易行的失眠多梦的放松治疗方法：

1）闭目入静法：躺在床上后，全身放松，先深呼吸几次，然后开始数息，可以计数入息，也可计数出息，从第一息数至第十息，然后再从第一息数起，常常不能数到10，或者数过了10，这是因为脑子里就已经想股票市场或其他诸如此类的事了，这是正常现象，这时候，只好再从1数起。如此循环，不知不觉，已进入梦乡。自我放松训练仍然是一种心理放松法。也可以这样做：卧在床上，闭眼，自然呼吸。

把注意力集中在双手或双脚上，全身肌肉极度放松，用沉重感来体验肌肉的松弛程度。默念自我暗示的语句：“我的脚越来越沉重了”，“我的下肢越来越沉重了”……“我的全身都越来越沉重了”。一意识到与四肢沉重感无关的意念，应立即停止，把注意力集中到手和脚沉重感的体验上，患者一般都能在练习过程中放松入睡。坚持一段时间训练，会有良好效果。

2）音乐放松疗法：前面已讲了一些音疗知识，在此再强调一下。临睡前，来一段柔和、单调的音乐可能有一定的效果。听到好的音乐，就像一个夏夜乘凉的孩子坐在老槐树静听老祖母讲述美丽的神话故事那样，也像阳光下的海滩，叫人心旷神怡，暂时忘记烦恼，心情放松，从而安然入睡。很多人不知道舒缓失眠紧张歌曲有哪些，结果没有选对音乐，导致疗效不明显甚至适得其反。专家表示，针对不同的失眠患者，舒缓失眠紧张歌曲不一样，所以要选择。一般来说，性格抑郁的失眠者，宜听旋律流畅优美、节奏明快、曲调欢乐一类的乐曲，如《流水》《百鸟朝凤》《步步高》《喜洋洋》等。易激怒的人，宜听旋律优美、恬静悦耳、节奏婉转一类的乐曲，如《春江花月夜》《塞上曲》等。患有焦虑的年轻人，宜听旋律清丽高雅、节奏缓慢、情调悠然、风格典雅一类的乐曲，如《平湖秋月》《雨打芭蕉》《姑苏行》等。假如你不喜欢民族音乐，可以试试用儿童的《摇篮曲》来催眠，这也是不错的舒缓失眠紧张歌曲之一。另外，有失眠现象的患者，应多听节奏少变、旋律缓慢、清幽典雅的乐曲，如《幽兰》《梅花三弄》《二泉映月》。

3）自由冥想法：自由冥想10分钟，做全身肌肉放松训练，然后用一根绳吊一个圆形饰品，让它像钟摆一样摇晃。眼睛跟随它的摇晃，慢慢地感觉眼睛很累，直到眼皮下垂。或者用一枚图钉钉在墙上，与平躺时眼睛的水平夹角为45度。用眼睛看那枚图钉，想像它是一个很深的洞，慢慢地感觉眼睛很疲劳，就能安静入睡。

4）穴道按摩法：按压脚底和手掌的穴位，可以放松神经。每天用温水洗脚15分钟，然后静坐在床上，用左手心(劳宫穴)对脚心的涌泉穴，正转反转各约100下，再换另一只手揉搓另一只脚心的涌泉穴，坚持一星期会有效果。

无论哪种治疗方法，都重在持之以恒。治疗失眠心态十分重要，要尽量保持平常自然心情。对失眠不必过分担心，越紧张，强行入睡，结果适得其反，大脑得不到休息，过分担心，对健康的危害更大。

放松法与自律训练法相同，也是使肌肉松弛的科学的方法。由于应激反应，使现代人的身心都常处于紧张状态，如果不能很好地消除这种“紧张”，就会引起失眠、肩部酸疼以及心情沉闷等精神和躯体症状。让失眠者在入睡前做渐进式肌肉放松训练，其原理是通过自身有意识、有步骤地对肌肉反复紧张—松弛的循环练习，促进肌肉放松和大脑皮层唤醒水平下降，调节因紧张刺激而紊乱的功能，从不必要的身心紧张中解放出来。不过，“放松”说起来简单，但要做到却不那么容易。不管头脑里是怎样专心地想放松，身体却是一个劲儿地紧张。那该如何操作呢？操作如下：要选刺激少的安静的环境，取舒适的坐位或卧位，循着躯体从上到下的顺序，渐次对各部位的肌肉先收缩5~10秒，同时深吸气和体验紧张的感觉，然后迅速完全放松30~40秒，同时深呼气和体验放松的感觉，每次反复练习10~15秒。此疗法可降低患者的焦虑水平，使睡眠得到改善。

最初不容易掌握放松的感觉，这时反而会使肌肉紧张(握拳头或使手腕向后仰)，掌握肌肉紧张的感觉后突然脱力，这样即可掌握肌肉放松的感觉。重要的是呼吸要进行腹式呼吸，深而慢，不是在吐气完了之后立即吸气，而应使呼吸停止数秒钟后再吸气。采用这种放松法可产生以下效果:首先能补充新的活力和精神能量；其次使血压下降，可预防心绞痛；再次消除不愉快和不适应的感觉，从神经质状态中解放出来，从而可改善睡眠。

（10）用剥夺睡眠疗法克服失眠：那么还有没有更简单的办法呢？现在让我们来看看剥夺睡眠疗法。本法原本是为了改善抑郁症状而提出的方法，但它对无严重基础疾病的失眠症也可收到速效。具体怎么做呢？最好能在连休的前一天的夜里开始。第一个晚上要通宵不睡，要把在此期间为了度过不眠之夜的作业时间表提前准备好。准备一份将读书、电影(电视)、音乐欣赏、下围棋等组合起来的通宵的活动时间表。此时最重要的是无论怎样困倦也得想法不能睡，还不能喝酒，另外夜里还禁止洗澡。如果彻夜不眠成功了，就会知道一夜之间竟能做这么多事情。第二天早晨开始仍按平常的休息日一样生活。应避免过量的运动，但可过正常的生活，比如与孩子一起散散步或看看电视等，禁止骑自行车。出现睡意时要抵挡得住，尽量长时间不睡，直到晚上8～9点钟洗完澡后再上床，早晨早醒比较多见(连休的第二天早晨)，觉醒以后就不要再睡了。白天可与平常一样，此后应尽量按平常的入睡时间上床睡觉。

本方法的优点是:①对失眠有速效；②是一个使睡眠—觉醒节律恢复正常的大胆的方法，且危险性很小；③建立起不睡也不要紧的自信；④对抑郁状态的失眠也有效(可改善抑郁状态本身)。

注意事项：①对老年人，说不定会使意想不到的身体疾病表面化，所以不用此法；②有心脏病等身体疾病时应避免用此法；③同样，身体健康情况不好时也应避用此法；④实行之后如果失眠反而加重，则应停止，并请精神科医生诊察。

（11）缩减睡眠时间法："人的必需睡眠时间是多少?"对这个问题的正确答案现在还不清楚。而且不同研究者的答案又相差悬殊。佛教认为有个妨碍佛道修行的"魔"叫"睡魔"。假如睡眠能妨碍佛道修行(即以造成完全的觉醒状态为目的的修行)的话，那么也就会产生减少睡眠的想法。

如同前面已经提到的，有一种所谓睡眠时间短的人，他们可以一天只睡5～6个小时的觉也没任何问题。那么是否每个人都能成为睡眠时间短的人呢，还是只是有限的少数人才能以睡眠时间短度过一生呢？睡眠时间短者，其睡眠的特征是浅睡眠时间和做梦的睡眠时间减少，而深睡眠的量不变。

那么能否使浅睡眠的时间缩短呢？现代的睡眠科学对这个简单的问题目前还不能做出最终的回答。换句话说，究竟是因为睡眠时间短者所以才是活跃的、充满信心的和精力充沛的呢，还是相反，因为是活跃的、精力充沛的，所以才睡眠时间短，还不清楚。不过，假如用缩短睡眠时间的办法能使失眠症乃至失眠恐怖症得到改善，那可堪称为治疗失眠的最好办法了。1970年以后进行了许多减少睡眠时间的实验，已经清楚，不管是什么人都可以将睡眠时间减少1～2个小时。

缩减睡眠时间的具体方法：为了缩短睡眠时间，有两种方法可以考虑，即早起，或者晚睡，然后在早晨规定的时间起床。至于选择哪一种方法好，要看该人的睡眠—觉醒模式倾向于哪一方，不过基本上还是认为早起的方法较好。因为这是一种自觉进行的方法，早晨早起容易做到。早起的方法实际上就是用来治疗抑郁状态的方法之一的“部分睡眠剥夺法”，是根据古人的黎明即起日落即寝的说法产生的。

此法，不仅对于失眠的人，而且对于想提高白天的生活质量的人也有用，可以一试。

具体的做法是，早晨比平常早1个小时觉醒，将其后的1个小时要做的作业定下来，然后实行之。早起的方法怎么都可以，但实际做起来则需要有点决心。不管怎么困也得觉醒，坚持实行一个星期试试看，作业的内容可以是实际工作的一部分，也可根据爱好来定。如果提早一个小时起床的生活能持续数日以上时，可能会出现白天发困或夜间很早出现睡意。

不管是哪一种情况都要尽量忍耐。如果忍耐成功，睡眠将发生以下变化：①上床到入睡的时间变得很短，约30秒到数分钟即可入睡；②浅睡眠的时间减少；③白天的活动能力反而增加；④抑郁症状有所改善(心情爽快了)；⑤更有自信了。

用此法实践1～2周后，如果上述效果中的几项得到验证，就要对睡眠的量逐渐进行少许调节。如果有人实在忍受不了白天的困倦，可以让他在白天假寝5～10分钟。常听说有“在哪儿都能睡着的人”，白天如能在出租车和电车里有短时间的假寝，那么也就不必增加夜间的睡眠时间了。但是如果经过使用上述办法，白天里的焦躁情绪还是有所增加时，可使睡眠时间按1次15分钟左右逐渐增加。相反，假如缩短一小时睡眠成功，则以后就可向缩短1小时1分钟直至1小时30分钟进行挑战。目标是尽可能最大限度地减少睡眠时间。其标准就是在白天的时间里不出现焦躁和发脾气，而且可有5～10分钟的假寝这个程度。采用这种方法可以达到使入睡时间在数十秒至数分钟以内，起床时有熟睡感和爽快感这种最高状态。如果白天活动时注意力不能完全集中就不能说是最佳状态，就需要对睡眠时间进行调节。

另外，像从事驾驶和高空作业等在白天出现困倦时会发生危险的工种的人群，缩短睡眠时间的方法除了长期休假以外是不能进行的，应特别注意。

（12）饮食疗法：进食促进睡眠的食物和饮料，保持平衡的膳食对预防各种身体疾患最为重要，例如，预防癌症、心肌梗死和糖尿病等疾病要求把好的饮食生活习惯排在第一位。同样，饮食生活在精神卫生上也是很重要的，自古以来就有“偏食的孩子脾气暴躁”的说法。最近的研究表明，在青春期发生家庭内暴力和拒绝上学的学生中，多数是没有平衡的饮食生活的。

摄取失去平衡的膳食(特别是维生素类和优质蛋白及无机盐类不足，以及糖分过多)，人就会变得焦躁和易怒。甚至有人报告，改善伙食可使监狱内的暴力减少。如此，合理的膳食对于维持身心的健康是必需的。下面谈谈与失眠有关的膳食和饮料。

构成蛋白质的多种氨基酸中的一种叫色氨酸，它对脑内制造有引起睡眠功能的5-羟色胺样物质是不可缺少的。牛奶中色氨酸的含量高。常说睡前喝牛奶对失眠有好处就是这个原因。可是就在临睡前喝牛奶也不能马上就制造出大量的5-羟色胺样物质，所以如能养成在上床前数小时喝一杯热牛奶的习惯，对失眠将会有一定的效果。不过也有的人对牛奶过敏，引起消化不良和便秘，结果反而产生失眠。但是作为在家里能做的应付失眠的方法，不妨也可试试。

维生素B族和维生素E在维生素类中，认为维生素B族和维生素E对失眠有效。维生素B族(特别是维生素B、维生素B_2、维生素B_{12})对人的神经系统具有重要作用。尤其是当每天都喝酒时，由于酒精的代谢消耗了过多的维生素B_1，可导致维生素B_1缺乏，这一点已经清楚。因此，充分摄取富含维生素B_1、维生素B_2的食物和饮料(麦芽饮料及小麦胚芽)可有预防失眠的作用。维生素B族为水溶性的，体内不蓄积，所以每天都应补充。维生素B_{12}有防止酒精性脑障碍的作用。据最近的研究认为，维生素B_{12}具有调节人的睡眠与觉醒节律的功能。根据这种情况，也可试试在晚饭后服用维生素B族（B_1、B_2、B_6、B_{12})的复合体维生素制剂。这种做法特别适合于长年大量喝酒的人的失眠，而且它的优点是没有副作用。

也有人认为维生素E缺乏也与失眠的产生有关，故也应该试试多摄取些维生素E。最简单的方法是每天服用含维生素E的维生素制剂200至数百毫克(1片至数片)。维生素E还被认为有预防身体老化的功能，故与B族维生素一样，也不必担心副作用，可以安心地服用。在药店也可以很容易买到含有大量维生素E的健康食品(小麦胚芽等)。不仅是失眠，为了美容和健康，摄取更多的维生素E也是好的。

矿物质中的钙与精神状态有关。有不少报告指出，慢性钙缺乏可引起白天情绪焦躁、精神不能集中，故应摄取足够量的钙。将钙引入体内与多摄取钙并不是一回事，故摄取含有大量易被吸收的钙的食品最为重要。牛奶含有大量的钙且又易被吸收，所以它应是首选食品。

以上对好的睡眠所需要的营养进行了讲述，现归纳如下:①含有足够的蛋白、维生素、矿物质的平衡膳食很重要，摄取过多的肉类并不好；②摄取维生素B族和维生素E不只是对失眠有效，而且还可预防酒精对脑的不良影响；③摄取足够量的钙很重要。

下面再来谈谈在入睡前应该避开的食品。空腹不能有舒适的睡眠，相反吃饱也很难有良好的睡眠。夜餐还是要少吃，并且以易消化的食品为好。

就寝前应回避的食物有以下几种：

含咖啡因的饮料：咖啡、浓的红茶都含有很多咖啡因，咖啡因的兴奋作用妨碍入睡。不过其作用的强弱有个体差异，所以应该清楚自己的身体(脑)对咖啡因的反应情况，特别是睡眠不好的人更应注意。咖啡因的兴奋作用(觉醒作用)众所周知，咖啡因与酒精相同都有利尿作用，这也是在入睡前不能喝多含咖啡因的饮料的第二个理由。有利尿作用也就是有促进生成尿的作用，所以入睡后膀胱容易充盈。膀胱充盈了就要产生尿意，结果就会使睡着的人觉醒。夜间有去厕所习惯的人(老年人居多)，最好能在入睡前数小时控制水分，并且不用有利尿作用的咖啡因。

酒精也有利尿作用。睡觉前喝上1～2瓶啤酒，结果就等于夜间站在厕所里，恐怕有这种经验的人也不少。

总之应注意的事项如下：①入睡前不应多吃；②避免完全空腹；③夜餐要少吃；④饭后不要饮用富含咖啡因的咖啡和红茶；⑤尽量控制喝酒。

（13）利用床头书的方法（向希耳提学习）：在希耳提(瑞士哲学家，1833～1900年)的《为了不眠之夜》一书中，开头就说“睡不着的夜晚是难忍的灾难，健康人、病人都怕它”。这本书是他想利用睡不着的夜晚来对平日懒惰的自我进行反躬自省而写的。全书分为第一部和第二部，共由3个段落构成，每一个段落都注有日期，一天可以充分思考一个段落。第二部是因为当时第一部博得极大的好评而续写的。

一般在入睡前利用“床头书”，有以下作用和意义:①把思想从想失眠的念头转移到别处；②形成入睡前的条件，容易入睡；③能在每天的阅读活动中思考人生。

不过，希尔提的这本《为了不眠之夜》谈了许多关于基督教的令现代人难以理解的思想，但有些内容还是值得人思索。当然其中也有一些现代人也能容易理解的段落。如:“1月22日，早晨睡醒时最先意识到并留有印象的想法是什么非常重要……今天又要马上确定是从眼前的忧虑和烦恼开始，还是要从对新生活的感谢开始呢？是要重新与神结合呢，还是想靠自己的力量开始进行‘生存竞争’?究竟采取何者，将决定当天的命运”。

当然若有能符合每个人的书就更好，内容最好是与白天的工作无关。另外，冗长和刺激性较强的文章也不适合，而最好是读过一遍即可在头脑中一再玩味的书籍，比如岩波文库出版的《语言的花束》《语言的赠品》《戒语言的飨宴》都是从古今中外的小说家、思想家、艺术家、宗教家以及政治家那里引用来的短的段落编成的，也都是由365个段落构成的，所以很适于一天阅读一句。如果想用更系统的书籍作为床头书，也可选用《菜根谭》。还可推荐尼采的《善恶的彼岸》，但可能有些刺激。如果利用床头书不仅能解除失眠，而且还能有意义地利用失眠，那就更妙了。好像很多人都相信读难懂的书反而会睡不着，不过还是有一试的价值。我们目前基本上已没有继续展开思索的时间，从工作岗位退下来以后，一个人安静地进行思考，既能使精神上得到充实又能增强自信，确实能提高生活质量。

总之，从消除失眠到再进一步有效地利用失眠，并不是不可能的。

参考文献

1.张明园.精神科评定量表手册.长沙：湖南科学技术出版社，1996：35–42

2.慈书平.睡眠与睡眠疾病.北京：军事医学科学出版社，1999：577–581

3.郝伟.精神病学.第6版.北京：人民卫生出版社，2009：20–32

4.夏镇夷.实用精神病学.上海：上海科学技术出版社，1990：121–130

5.杨德森.中国精神疾病诊断标准与案例.长沙：湖南大学出版社，1989：22–40

6.沈渔邨.精神病学.第5版.北京：人民卫生出版社，2009：642–644

7.韩明向，田金洲.现代中医临床辨病治疗学.北京：人民卫生出版社，2000

8.夏翔，施杞.中国食疗大全.上海：上海科学技术出版社，2007

9.鲍健欣.中医防治失眠百家验方.北京：人民卫生出版社，2009：2–5

10.霍云翔.与失眠共处:常见睡眠障碍的预防与治疗.上海:华东师范大学出版社，2007：3

11.中华医学精神科分会.中国精神疾病分类方案与诊断标准（第3版）（CCMD–3）.济南：山东科学技术出版社，2001:118–122

12.尹冬青，李俊．“天人合一”思想在中医养生文化中的积极影响.医学与社会，2009，22（3）：18–20

13.刘承才，孔繁芝.试论“形神共养”是中医养生和康复的基本原